KNAUR
MENSSANA

DR. JAEL BOSMAN
MIT DOREEN BRUMME

Verrückte Tage

Die Psyche
des weiblichen Zyklus verstehen

KNAUR
MENSSANA

Die in diesem Buch enthaltenen Hinweise wurden von den Autorinnen und dem Verlag sorgfältig geprüft und haben sich in der Praxis bewährt. Jedoch wird keine Gewähr für deren Richtigkeit, Vollständigkeit oder Aktualität übernommen. Druckfehler und Irrtümer bleiben vorbehalten. Die Umsetzung der Anweisungen erfolgt auf eigenes Risiko. Haftungsansprüche gegen die Autorinnen und/oder den Verlag sind ausgeschlossen, es sei denn, es liegt Vorsatz, grobe Fahrlässigkeit oder Arglist vor. Dieser Haftungsausschluss gilt nicht für Schäden an Leben, Körper oder Gesundheit.

Besuchen Sie uns im Internet:
www.mens-sana.de

FSC
www.fsc.org
MIX
Papier | Fördert gute Waldnutzung
FSC® C083411

Originalausgabe Mai 2026

Ein Imprint der Verlagsgruppe
Droemer Knaur GmbH & Co. KG
Landsberger Straße 346, 80687 München

Redaktion: Nina Schnackenbeck
Covergestaltung: zero-media.net, München
Coverabbildung: FinePic®, München
Illustrationen im Innenteil: Doreen Brumme
Satz und Layout: Adobe InDesign im Verlag
Druck und Bindung: CPI books GmbH, Leck
ISBN 978-3-426-56803-3

Kontaktadresse nach EU-Produktsicherheitsverordnung:
produktsicherheit@droemer-knaur.de

2 4 5 3 1

Für Tom, Lotte,
Bruno und Oskar

Inhalt

Gender-Disclaimer

Ich spreche in meinem Buch von »Mädchen«, »Frau(en)« und »Patient(innen)« und meine damit Menschen, die wegen ihres biologisch weiblichen Geschlechts einen monatlichen Zyklus erleben und menstruieren. Mir ist bewusst, dass auch nichtbinäre Personen und trans Männer einen Zyklus erleben können – daher verwende ich gelegentlich auch den geschlechtsneutralen Begriff »Menstruierende«. Dennoch benutze ich vorwiegend die weiblich codierten Begriffe, weil Menstruation ein zentrales Thema der Mädchen- und Frauengesundheit sowie -heilkunde ist, die mein Fachgebiet sind.

Vorwort

»Dies ist ein Buch für alle Tage. Kurze und lange. Frühe und späte. Starke und schwache. Erträgliche und unerträgliche. Dies ist ein Buch für alle, die ihre Tage hatten, haben und haben werden. Es ist ein Buch für Frauen, die verstehen wollen, wie ihr Zyklus sie zu der macht, die sie sind.«

Dr. med. Jael Bosman

Was nicht heißen soll, dass dieses Buch nicht in die Hände von Männern gehört – im Gegenteil: Auch diesen lege ich es ans Herz, wenn sie die Frauen in ihrem Leben verstehen und ihnen wertschätzend begegnen wollen.
Dies ist ein Buch für alle Zyklustage. Es beleuchtet die Tage, an denen Frauen bluten, und die, an denen sie nicht bluten. Denn die monatliche Blutung, die auch Menstruation (kurz: Mens), Periode, Regelblutung (kurz: Regel) oder Tage genannt wird, ist nur ein Teil des Zyklus, der das Leben von Mädchen und Frauen prägt – biologisch, psychisch und sozial.

Sprechen wir über die blutigen Tage

Der Zyklus, den Mädchen und Frauen über Jahrzehnte erleben, gibt den natürlichen Takt vor, in dem sie ticken. Jede Frau sollte deshalb wissen, was hinter diesem wiederkehrenden Rhythmus steckt. Sie sollte wissen, was in ihrem Körper geschieht und warum. Sie sollte auch wissen, welche Wechselwirkung das körperliche Geschehen im Gehirn und damit psychisch verursacht.
Das Wissen um diese komplexen Vorgänge ist für mich als

Frau und als Frauenärztin (Gynäkologin) der Schlüssel zur Akzeptanz des eigenen Körpers und der eigenen Weiblichkeit. Denn bei all den wundervollen Dingen, die das biologisch weibliche Geschlecht mit sich bringt, ist eins klar: Mit ihrem Zyklus spaziert keine Frau mal eben so durchs Leben. Vielmehr fordert er jede Frau heraus, die eine mehr, die andere weniger: Jede muss ihren Weg finden, das Leben mit Zyklus on top zu bewältigen.
Die folgenden fünf Fakten aus dem österreichischen Menstruationsgesundheitsbericht aus dem Jahr 2024[1] zeigen das Herausfordernde dieses »Toppings« auf:

- Die **Menarche,** also die erste Regelblutung, kann schon mit neun Jahren auftreten. Im Schnitt sind die meisten Mädchen zehn, elf oder zwölf Jahre alt, wenn sie das erste Mal bluten. Als noch nicht mal Teenagerinnen sind sie zu diesem Zeitpunkt vor allem eins: Kinder. Sie stehen noch vor der Pubertät, während der sich ihr Körper und Gehirn massiv umbauen.
- Der **weibliche Zyklus** dauert im Schnitt 26 bis 30 Tage, bei fast neun Prozent der Frauen ist er unregelmäßig. So kommen Frauen am Ende ihrer fruchtbaren Lebensphase, im Schnitt sind sie dann 49 Jahre alt, auf mehr als 400 Menstruationen.
- Die **monatliche Blutung** kann bis zu 18 Tage dauern, im Schnitt bluten Frauen fünf Tage lang. Alle Menstage zusammen ergeben bei fünf Blutungstagen monatlich fast sieben Jahre Blutungen.
- Mehr als ein Drittel der Frauen beschreibt die **Stärke der Blutung** mit »stark bis sehr stark«, ein weiteres Drittel mit »eher stark«.
- Frauen mit »starken« bis »sehr starken« Blutungen haben dabei oft starke **Schmerzen.** Und damit sind nicht »nur«

Unterleibs- und Bauchschmerzen gemeint, sondern beispielsweise auch Rücken- und Kopfschmerzen. Selbst von denen, die ihre Blutung als »schwach« und »sehr schwach« beschreiben, empfinden nur jeweils gut ein Drittel »gar keine Schmerzen«.[2] Mehr als ein Drittel der Frauen mit schmerzhafter Periode nehmen Monat für Monat Schmerzmittel.[3]

Dass es nötig ist, dass wir über den Zyklus reden, weiß ich aus meiner gynäkologischen Praxis in der Nähe von Wien – vor mir sitzen immer wieder Frauen, die ihren Zyklus und damit sich selbst nicht (mehr) verstehen. Der Grund: Ihr Zyklus verläuft nicht nach Lehrbuch, sondern »spielt verrückt«. Die Frauen sind von dem Ertragen ihrer »verrückten Tage« müde und erschöpft. Die vor allem psychischen Symptome und die lange Suche nach Abhilfe lassen sie zweifeln: an sich selbst, an ihrer Rolle in sozialen Beziehungen, an ihrer Leistungsfähigkeit.
Ich möchte diesen Frauen helfen. Und deshalb geht es in diesem Buch weniger um die Blutungstage. Schließlich machen sie nur einen Teil des monatlichen Zyklus aus. Vielmehr geht es mir um die Tage *vor* den Tagen, die viele Frauen »verrückt« machen.

Sprechen wir über die »verrückten Tage«

Sprechen wir also über die sogenannten *prä*menstruellen Tage vor Einsetzen der monatlichen Blutung:

- Denn das ist die Zyklusphase, in der bis zu 90 Prozent der menstruierenden Frauen[4, 5] sich unwohl fühlen.
- Schlimmer noch: 20 bis 30 Prozent von ihnen leiden dann am Prämenstruellen Syndrom (PMS).[6] Dahinter stecken

verschiedene Symptome, die zwei Wochen bis einige Tage vor Beginn der Regelblutung auftreten, unter anderem: Stimmungsschwankungen, Müdigkeit, Depressionen, Kopf- und Brustschmerzen.

- Die Tage vor den Tagen sind auch die, an denen bis zu acht Prozent der menstruierenden Frauen[7] an einer schweren Form der PMS, der sogenannten Prämenstruellen Dysphorischen Störung (PMDS) leiden. Diese zeigt sich zum einen mit den für das PMS typischen Symptomen. Zum anderen kommen erhebliche psychische Symptome, darunter eine hohe Gereiztheit und Reizbarkeit, Aggressionen sowie starke Stimmungsschwankungen bis hin zu Depressionen, hinzu.

Sowohl unter einem PMS als auch unter einer PMDS können Frauen so sehr leiden, dass sie in ihrem Alltag davon beeinträchtigt sind. PMDS-Patientinnen von mir können dann nicht lernen, nicht studieren, nicht arbeiten. Sie können nicht die Frau, die Partnerin, die Mutter oder die Freundin sein, die sie gerne wären. Mir sagen sie: »Ich erkenne mich an diesen Tagen kaum wieder«, »Ich bin in dieser Zeit nicht mehr ich selbst« und: »Ich kann mich dann kaum noch leiden.« Diese Aussagen zeugen davon, wie ein von PMS oder PMDS geprägter Zyklus die betroffenen Frauen belastet.
Hinzu kommt, dass zyklisch auftretende oder zyklisch verstärkte psychische Symptome von der Gesellschaft nicht mit dem Ernst betrachtet und behandelt werden, der ihnen gebührt. Seit der Antike werden menstruierende Frauen als körperlich und mental schwach im Sinne von »hysterisch«, »verrückt« oder »irre« eingestuft. Dieses Narrativ wirkt bis ins Heute. Es war ein Meilenstein, als im Jahr 2022 die PMDS als gynäkologische Erkrankung anerkannt und klassifiziert wurde.[8]

Und damit bin ich schon bei meiner Mission: Ich möchte vor allem den Leidensdruck der Frauen mit PMS und PMDS mindern. Darum habe ich dieses Buch geschrieben.

- Es klärt zu PMS und PMDS auf.
- Es weist Wege zur Diagnose und zu möglichen Behandlungen auf.
- Es bietet Rat zur Selbsthilfe.

Mein Buch ist als Wegweiser für die »verrückten Tage« gedacht, der sich von vorn nach hinten oder kapitelweise lesen lässt. Ich hoffe, es hilft, Zyklen mit PMS und PMDS besser zu bewältigen!

Herzlich

Dr. med. Jael Bosman

Zyklus nach Plan? Oder: Was wirklich jeden Monat im weiblichen Körper und Kopf abgeht

»Kaum eine Frau, die in meine Praxis kommt, hat einen 28-Tage-Zyklus mit einem Eisprung an Tag 14.«

Dr. med. Jael Bosman

Wer PMS und PMDS verstehen möchte, braucht Wissen zum weiblichen Zyklus. Deshalb starte ich dieses Buch damit.
Das zyklische Geschehen im Körper einer Frau ist Zeichen ihrer Fruchtbarkeit. Jeden Monat aufs Neue bereitet sich ihr Körper damit auf eine Schwangerschaft vor. 10 bis 12 Jahre[1] alt sind Mädchen im Schnitt, wenn sie zum ersten Mal bluten. Mit durchschnittlich 49 Jahren[1] erleben Frauen ihre letzte Blutung. Dazwischen liegen demnach mehr als dreieinhalb fruchtbare Jahrzehnte mit mehr als 400 Zyklen – von denen keiner dem anderen gleicht. Das heißt, dass jede Frau im Laufe ihrer fruchtbaren Jahre unterschiedliche Zyklen erlebt und dass die Zyklen von Frau zu Frau variieren.
Das Zyklusgeschehen ist sehr komplex und noch längst nicht vollends erforscht. Um es zu erklären, bedient man sich deshalb gerne eines Modells:

28 Tage – ein Zyklus, wie er im Lehrbuch steht

Häufig werden die zyklischen Vorgänge mit einem 28-tägigen Zyklusmodell beschrieben.[9] Im Verlauf dieser Tage lassen sich zwei Phasen unterscheiden[10], in denen sowohl biologisch als auch psychisch viel passiert. Der Einfachheit halber beschreibe ich zunächst die biologischen Vorgänge:

Der Zyklus – biologisch erklärt

Jeder Zyklus beginnt mit dem ersten Tag der Blutung und endet am Tag vor Einsetzen der nächsten Blutung. Gesteuert wird der Zyklus maßgeblich von diesen vier Sexualhormonen, die auch Geschlechtshormone genannt werden:

1. das follikelstimulierende Hormon (FSH),
2. das Östrogen Estradiol,
3. das luteinisierende Hormon (LH), auch Gelbkörperreifungshormon oder Lutropin genannt,
4. und das Gestagen Progesteron.

Tabelle 1: Die Rolle der Sexualhormone im monatlichen Zyklus

Hormone – aktiv bei	produziert von	Aufgabe
Follikelstimmulierendes Hormon (FSH) Zyklusbeginn	Hirnanhangdrüse (Hypophyse)	• Reifung der Eizelle im Eierstock
Estradiol (ein Östrogen) vor allem in der 1. Zyklushälfte (vor Eisprung)	Eierstöcke (Follikel)	• Aufbau der Gebärmutterschleimhaut • Zyklussteuerung
Luteinisierendes Hormon (LH) Zyklusmitte (Eisprung)	Hirnanhangdrüse (Hypophyse)	• Auslösen des Eisprungs • Bildung des Gelbkörpers
Progesteron (ein Gestagen) 2. Zyklushälfte (nach Eisprung)	Gelbkörper im Eierstock	• Vorbereitung der Gebärmutterschleimhaut auf Einnistung • Erhalt der Schwangerschaft

Die zwei Phasen des Zyklus

Phase 1: die Follikelphase – Zyklustage 1 bis 14

Gab es im vorigen Zyklus keine Befruchtung, stößt die Gebärmutter in dieser Phase zunächst die oberen Schichten der Gebärmutterschleimhaut (Endometrium) ab. Auslöser dessen ist ein Mangel am Gelbkörperhormon Progesteron. Das gehört zu den Gestagenen, die für das Zustandekommen und Erhalten einer Schwangerschaft wichtig sind. Um die Schleimhaut loszuwerden, zieht sich die Gebärmuttermuskulatur wiederholt zusammen. Man sagt auch, dass sie kontrahiert. Die somit gelöste Schleimhaut wird dann mit etwas Blut über den Gebärmutterhalskanal (Zervixkanal oder kurz: Zervix) aus dem Gebärmutterkörper gespült – die Frau blutet.

Anschließend sorgt das FSH dafür, dass in einem der beiden Eierstöcke der Frau ein Follikel mit einer Eizelle heranreift. Der Follikel erzeugt das Hormon Estradiol, ein Östrogen, sodass sich dessen Anteil (Spiegel) im Körper erhöht. Parallel dazu baut sich unter dem Einfluss eben dieses Östrogens die Schleimhaut in der Gebärmutter wieder auf. Das Östrogen bewirkt zudem, dass sich der Gebärmutterhalskanal öffnet und der dort von den Zervixdrüsen gebildete Zervixschleim verflüssigt.

Die reife Eizelle wird am 14. Tag aus dem Eierstock entlassen und kann befruchtet werden. Dieser auch Eisprung oder Ovulation genannte Vorgang beginnt damit, dass das LH und das FSH ansteigen. Zugleich sinkt der Östrogenspiegel. Das LH regt den Eisprung an. Er findet 16 bis 32 Stunden nach Einsetzen des Hormonanstiegs statt. Der Follikel platzt auf und gibt die Eizelle frei. Diese wird vom Eierstock in den Eileiter gespült. Darin sorgen feine Flimmerhärchen für ihr Weiterkommen in Richtung Gebärmutter. Da sich gleichzeitig der Gebärmutterhals geöffnet und der Zervixschleim verflüssigt haben, können Spermien in den Eileiter vordringen. Wird die Eizelle nicht innerhalb von 24 Stunden befruchtet, stirbt sie ab.

Phase 2: die Gelbkörperphase (Lutealphase) – Zyklustage 15 bis 28

Aus dem Follikel wird nach dem Eisprung der sogenannte Gelbkörper (Corpus luteum). Er produziert unter Einfluss von LH das Hormon Gestagen. Dieses sorgt dafür, dass sich

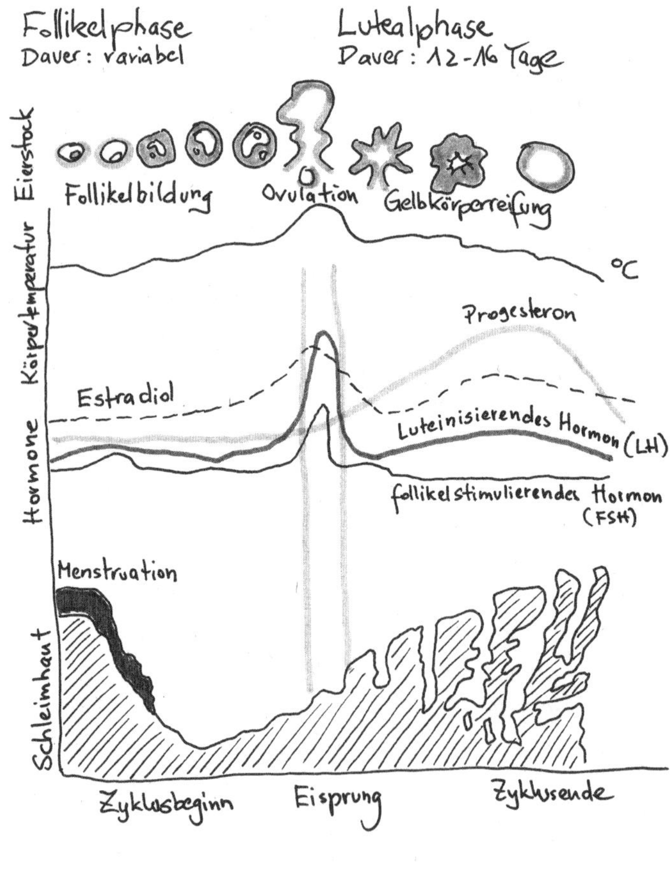

die Gebärmutterschleimhaut verändert – ihr Gewebe baut sich um: Unter anderem entstehen Schleimbläschen und verstärkt Gefäße, um die Durchblutung zu verbessern. Der Gebärmutterhalskanal verengt sich, und der Zervixschleim verfestigt sich. Darüber hinaus lässt das Gestagen die Körpertemperatur ansteigen. Nistet sich keine befruchtete Eizelle in der Gebärmutterschleimhaut ein, bildet sich der Gelbkörper zurück. Infolgedessen sinkt der Gestagenspiegel. Die Blutung setzt ein. Der weibliche Zyklus beginnt von vorn.

Gut zu wissen: Die Follikelphase lässt sich noch weiter unterteilen – in die Menstruationsphase (Zyklustage 1 bis 4) und in die Proliferationsphase (Zyklustage 5 bis 14). Der Eisprung kann gleichfalls als einzelne Zyklusphase betrachtet werden, sodass sich innerhalb der Follikelphase zwei bis drei Phasen und zusammen mit der Gelbkörperphase sogar vier Phasen ergeben.

Der Zyklus – psychologisch erklärt

Den weiblichen Zyklus wie auf den Seiten vorher auf seine Biologie zu reduzieren, hieße, nur halbe Sache zu machen. Um seiner Komplexität gerecht zu werden, muss auch seine psychologische Seite betrachtet werden. Denn das zyklische Zusammenspiel der körpereigenen Hormone beeinflusst auch das zentrale Nervensystem (ZNS), also Gehirn und Rückenmark – und damit die Psyche der Frau. Wichtig: Auch diese gegenseitigen Einflüsse sind noch lange nicht komplett erforscht[11].

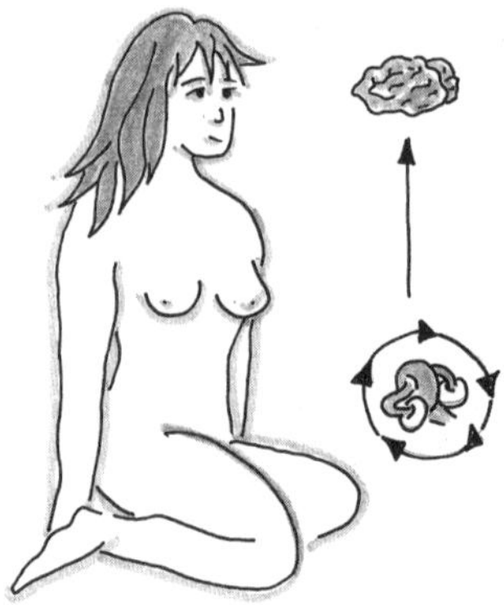

Belegt ist, dass der hormonell gesteuerte Zyklus nicht nur im Bauch der Frau, sondern auch im Gehirn stattfindet. So verändert sich das Gehirn im Zyklusverlauf und damit mit dem Auf und Ab der Spiegel der Geschlechtshormone. Dieses Wechselspiel zwischen Körper und Psyche beeinflusst die Funktionalität des Gehirns und damit die Fähigkeiten der Frau, etwas wahrzunehmen, etwas zu wissen, etwas zu denken, etwas zu lernen, sich an etwas zu erinnern. Dahinter stecken komplex miteinander verwobene, parallel ablaufende Vorgänge, die sowohl das Hormon- als auch das Nervensystem betreffen (neuroendokrinologisch).
Die Veränderungen des Gehirns zeigen sich unter anderem mit einer synchron zum Zyklus stattfindenden Vergrößerung der Gehirnreale, die wichtig für das episodische Gedächtnis und die räumliche Wahrnehmung sind.[11] Auch die Komplexität der Netzwerke im Gehirn variiert zyklisch.[12] So zeigte eine Studie[13], dass das Gehirn während der fruchtbaren Phase des Zyklus besonders funktional ist – vermutlich, damit die Frau sich optimal an eine Vielzahl von Reizen anpassen kann. Wissenschaftlich belegt ist ebenso, dass der weibliche Zyklus das Leistungsvermögen beeinflusst.[14]
Wer den weiblichen Körper ganzheitlich betrachtet, stellt

aber nicht nur eine zyklische Rhythmisierung des Gehirns, sondern auch des Herzens fest. Erste Forschungsarbeiten weisen auf das Zusammenspiel von Zyklus, Hirn und Herz hin, das auch hormonell gesteuert ist, gleichwohl die Wissenslücken zu den konkreten Zusammenhängen noch sehr groß sind. Sowohl das Gehirn als auch das Herz werden demnach stark vom neuroendokrinen System beeinflusst. So schwankt beispielsweise die Zahl der Herzschläge (sogenannte Herzfrequenz) mit den Zyklusphasen: In der ersten Zyklushälfte (Follikelphase) schlägt das Herz langsamer als in der zweiten (Lutealphase)[15]. Im Schnitt erhöht sich der Ruhepuls, der auch Ruheherzfrequenz genannt wird, während der mittleren Lutealphase um 2,33 Schläge pro Minute. Das geschieht genau dann, wenn der Gestagenspiegel im Blut am höchsten ist.[16] Spannend daran ist, dass der Herzschlag eng mit der Verarbeitung von Gefühlen zusammenhängt: Sowohl bei Freude und Verliebtheit als auch bei Stress, Angst oder Wut schlägt das Herz schneller. Forschende sprechen hier auch von der Fähigkeit, den inneren Zustand des Herzens wahrzunehmen. Ist diese Fähigkeit nicht stark ausgeprägt, wird dies zunehmend mit psychischen Problemen wie Angstzuständen und Depressionen in Verbindung gebracht – von denen deutlich mehr Frauen als Männer betroffen sind.

Zyklen aus dem echten Leben

Was im Lehrbuch als das Zyklusmodell schlechthin gilt, treffe ich in Wirklichkeit eher selten an: Die wenigsten Frauen in meiner Praxis erleben einen 28-tägigen Zyklus mit einem Eisprung an Tag 14. Eine internationale Studie[17] mit Daten von fast 125 000 Frauen zwischen 18 und 45 Jahren bestätigt meine Erfahrungen: Ein durchschnittlicher Zyklus dauert demnach 29,3 Tage. Bei fast zwei Dritteln (65 Prozent) der Frauen lag die Zyklusdauer zwischen 25 und 30 Tagen. Bei diesen dauerte die Follikelphase im Schnitt 15,2 Tage – also kein Eisprung am 14. Tag, sondern später.

Bei Frauen

- mit längeren Zyklen (31 bis 35 Tage) dauerte die Follikelphase im Schnitt 19,5 Tage.
- mit kürzeren Zyklen (21 bis 24 Tage) im Schnitt 12,4 Tage.
- mit sehr kurzen Zyklen (15 bis 20 Tage) im Schnitt 10,4 Tage.
- mit sehr langen Zyklen (36 bis 50 Tage) im Schnitt 26,8 Tage.

Und auch weil der Großteil der Frauen nicht exakt nach 28 Tagen wieder menstruiert, sondern früher oder später – und sich das im Verlauf ihrer fruchtbaren Jahre auch noch mal so, mal so verschiebt –, habe ich dieses Buch »Verrückte Tage« im Sinne von »verschobene Tage« genannt. Neben den individuell »ver-rückten Tagen« umfasst der Buchtitel sogar noch ein weiteres Verrücken: das der durchschnittlichen Zykluslänge mit zunehmendem Alter. Die Länge des Zyklus verkürzt sich laut der eben genannten Studie zwischen 25 und 45 Lebensjahren jährlich um 0,18 Tage. Über den gesamten Zeitraum von 20 Jahren nimmt die Zykluslänge damit um 3,2 Tage ab.

Dein Körper, deine Gedanken, dein Leben – dein Zyklus

Hinter etwas so Komplexem wie dem weiblichen Zyklus stecken ebenso komplexe Vorgänge im Körper. Ich vergleiche das gerne mit einem Baum: Dessen Wurzeln sind genauso verästelt wie seine Krone. Das eine spiegelt das andere wider. Das heißt, dass hinter dem ganz individuell ausfallenden Zyklus einer jeden Frau demnach genau das steckt, was sie als biopsychosoziales Individuum[18] ausmacht:

Die **biologische** (körperliche beziehungsweise somatische) Individualität ergibt sich aus Alter, Größe, Gewicht, Fitness, Gesundheit beziehungsweise Krankheit und gegebenenfalls deren Medikation. Hinzu kommen die Faktoren, die direkt Einfluss auf den Körper nehmen, darunter die Ernährungsweise mit Nahrungsmitteln und gegebenenfalls Nahrungsergänzungsmitteln, die Einnahme der sogenannten Genussdrogen Koffein, Nikotin und Alkohol sowie die Art und Weise von sowie das Maß an Bewegung. Auch eine medikamentöse Verhütungsmethode würde ich hier anführen. Nicht zuletzt spielt die Genetik eine Rolle für die Bio-Verfassung der Frau.

Die **psychische** Individualität ergibt sich aus dem Denken und daraus resultierenden Verhalten der Frau. Dabei geht es um ihre Einstellungen und ihre Erwartungen ebenso wie um ihre Gefühlslage. Zudem zählen der persönliche Stress dazu – und die Strategien, die sie hat, um mit diesem umzugehen, die unter dem Begriff Stress(bewältigungs)management zusammengefasst werden. Nicht zuletzt ist hier die psychische Gesundheit beziehungsweise Krankheit und gegebenenfalls deren Medikation zu nennen.

Die **soziale** Individualität schließlich ergibt sich aus den Lebensverhältnissen der Frau, ihren Beziehungen zu Mit-

menschen, ihrer Bindung an und ihrer Rolle in sozialen Netzwerken, privaten wie beruflichen.
All diese individuell unterschiedlichen Faktoren beeinflussen den Verlauf des Zyklus, also seine Länge und die ihn begleitende Symptomatik.

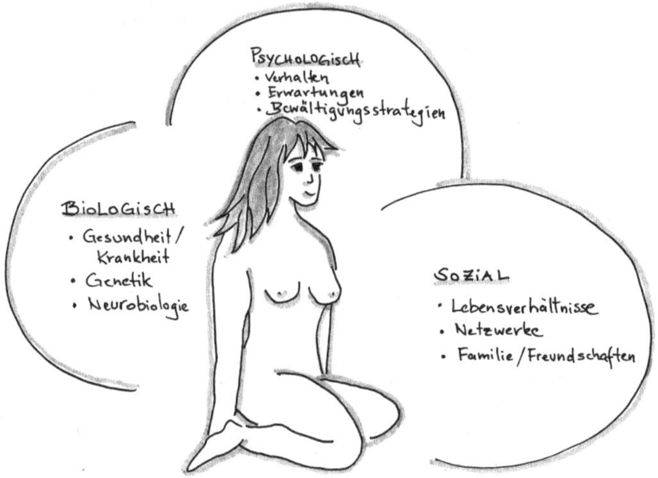

Zyklustracking – warum es sinnvoll ist

Mir scheint dies ein guter Zeitpunkt, um zu begründen, warum für mich das Beobachten und Dokumentieren des Zyklus sehr wichtig ist. Als Gynäkologin erlebe ich meine Patientinnen immer nur lebensausschnittsweise – ein-, zweimal im Jahr für einen Besuch in meiner Sprechstunde. Ich nehme sie dabei punktuell wahr und kann mir im Verlauf unserer langjährigen Ärztin-Patientin-Beziehung, über die ich alles Wichtige in meinem Kopf speichere und in der Patientinnenakte festhalte, ein Bild von ihnen machen. Dieses Bild lebt sehr von dem, was mir die Patientin über sich berichtet. Ein getrackter Zyklus beispielsweise gibt mir als Fachärztin nachverfolgbare Verlaufsinformationen, die meine jeweils aktuelle Beobachtung (Momentaufnahme) ergänzen. Ich rate deshalb jeder Frau, ihren Zyklus möglichst genau festzuhalten – entweder per Kalendernotiz oder mit einer Zyklusapp auf dem Handy. Und das gerne über zwei, drei Monate vor dem Besuch in meiner Praxis, besser noch: dauerhaft.

Dabei gilt: Je mehr Details die Frau trackt, desto aussagekräftiger ist die Dokumentation für mich. Die Tage zu markieren, an denen die Frau blutet, ist also nur das Minimum. Als Ärztin interessiert mich zudem, ob die Blutung von Nebenwirkungen begleitet wird. Auch für die unblutigen Zyklustage gilt: Treten dort Symptome wie Brustspannen, Brustschmerzen, Blähungen, Bauchschmerzen, Gelenkschmerzen, Muskelschmerzen, Wassereinlagerungen, Kopfschmerzen, Stimmungsschwankungen, Niedergeschlagenheit, Traurigkeit, Appetitveränderungen, Heißhunger, Wut, Ärger, Aggression oder Hautunreinheiten auf, wüsste ich das gerne. Denn diese Informationen helfen mir, der Frau besser zu helfen, die meine fachärztliche Hilfe sucht.

Zum Merken:

1. Jede Frau hat ihren eigenen Zyklus – er variiert nicht nur von Frau zu Frau in Länge, Art und Intensität der Beschwerden, die er mit sich bringt, sondern auch im Laufe der fruchtbaren Jahre einer Frau.
2. Am monatlichen Zyklusgeschehen sind vier Sexualhormone maßgeblich beteiligt: FSH, Estradiol, LH und Gestagen.
3. Der weibliche Zyklus »bewegt« die Frau nicht nur biologisch, sondern auch psychologisch und sozial.

Verrückte Tage – Zyklus mit PMS und PMDS

»Jede Frau spürt, dass sie ihre Tage bekommt. Mit welchen Zeichen auch immer, die Monatsblutung kündigt sich an.«

Dr. med. Jael Bosman

Die monatliche Blutung nimmt nicht einfach ihren Lauf. Wie beschrieben zieht sich die Gebärmuttermuskulatur rhythmisch zusammen und entspannt sich anschließend immer wieder, um die Schleimhaut nach und nach abzustoßen. Diese Kontraktionen sind nicht ohne: Sie tun weh.

Regelschmerzen sind Teil der weiblichen Biologie

Ich muss an dieser Stelle etwas zum Thema Regelschmerzen (Dysmenorrhoe) loswerden. Diese sind eine Begleiterscheinung der Gebärmutterkontraktionen. Das heißt: Regelschmerzen sind natürlich. Wer daraus jedoch schlussfolgert, dass sie »normal«, »hinzunehmen« oder »nicht der Rede wert« sind, der stellt sich über die Frauen, die unter diesen Schmerzen allmonatlich leiden.
Zu mir kommen Frauen, nachdem ihnen ihre Gynäkologen (ich verwende bewusst das Maskulinum) sagten: »Schmerzen während der Regel sind normal, die gehören dazu«, »Da müssen Sie einmal im Monat durch« und »Stellen Sie sich nicht so an!«.

»Als ich meinem Gynäkologen – der Mann hatte mich mit auf die Welt gebracht und kannte mich seit mittlerweile 30 Jah-

ren – zum ersten Mal von meinen Zyklusbeschwerden berichtete, hieß dieser mich ›Willkommen im PMS!‹. Er schickte mich ohne eine Erklärung nach Hause.«

Meine Patientin Kerstin B.

Solche Aussagen zeigen, dass insbesondere Mediziner (ich verwende wieder bewusst das Maskulinum) die Schmerzen von Frauen noch immer nicht ernst nehmen. Sie werden von ihnen stattdessen normalisiert, kleingeredet oder gar ignoriert. Dieses Vorgehen wird auch Medical Gaslighting genannt. Schlimmer noch: Untersuchungen zeigen, dass körperliche Schmerzen bei Frauen häufiger fälschlicherweise als »rein emotional« diagnostiziert werden als bei Männern. Tatsächlich zeigen psychophysische Experimente[19], dass Frauen nahezu doppelt so schmerzempfindlich auf Reize reagieren wie Männer. Frauen sind demnach keineswegs weniger schmerzempfindlich als Männer, sondern das Gegenteil ist der Fall. Sie sind jedoch seit Jahrhunderten darauf getrimmt, ihre Schmerzen hinzunehmen und zu ertragen – am besten leise, unauffällig und: lächelnd.

Spannend ist in diesem Zusammenhang, dass Frauen auf Schmerzen anders reagieren als Männer: Mit Gehirnscans wurde belegt, dass bei ihnen das limbische System stärker aktiviert wird, das für emotionales Erleben und zwischenmenschliche Bindungen verantwortlich ist. Die Aktivierung führt dazu, dass sich Frauen unter Schmerzen mehr auf emotionale und zwischenmenschliche Aspekte konzentrieren – und auch eher ärztliche Hilfe suchen. Wenn sie dann erfahren, dass ihre Regelschmerzen nicht ernst genommen werden, werden sie noch leiser. Sie zweifeln an ihrer Wahrnehmung und an sich.

Ein kleinerer Teil meiner Patientinnen berichtet mir, dass sie wegen ihrer Regelschmerzen nicht zur Schule, Uni oder Arbeit gehen können (Absentismus), während der Großteil meiner Patientinnen mit ihren Regelschmerzen außer Haus lernen, studieren und arbeiten (Präsentismus) geht. Diese Frauen fühlen sich mit ihren Schmerzen unwohl, sie können sich schlechter konzentrieren und leisten nach eigener Einschätzung weniger als an regelschmerzfreien Tagen. Eine Querschnittsstudie[20] liefert Ergebnisse, die meinen Beobachtungen entsprechen: Von 32 748 niederländischen Frauen im Alter zwischen 15 und 45 Jahren gaben knapp 14 Prozent an, während ihrer Periode der Arbeit oder der Schule ferngeblieben zu sein. Mehr als 80 Prozent haben trotz ihres Unwohlseins weitergearbeitet oder studiert – waren dabei nach eigenen Angaben aber weniger produktiv.

Das geht so nicht! Es kann nicht sein, dass Frauen sich mit ihren Regelschmerzen unter Druck gesetzt fühlen, dieselbe Leistung erbringen zu müssen, zu der sie ohne Schmerzen fähig wären. Das ist eine enorme (Über-)Anstrengung, die Frauen Monat für Monat leisten, um zyklisch bedingte Leistungsdefizite auszugleichen, die sie sich selbst testieren.

Als Frauenärztin und Frau sage ich jeder Patientin, die unter ihren Regelschmerzen leidet: Starke Schmerzen sind nicht die Regel – keine Frau muss Regelschmerzen hinnehmen. Vielmehr empfehle ich: Sobald die Regel wehtut und die Schmerzen die Frau in irgendeiner Form beschränken, in ihrem Wohlgefühl oder dabei, Dinge zu tun, die sie ohne Schmerzen uneingeschränkt tun würde, ist es an der Zeit, ärztlichen Rat einzuholen. Es gibt wirksame Hilfe gegen Regelschmerzen.

Die Regel bringt nicht nur Schmerzen – weitere Regelbeschwerden

Und Regelschmerzen sind noch längst nicht alles, was die Regel mit sich bringt: Weitere Beschwerden können Kopfschmerzen bis hin zu Migräne, Schwindel, ein Spannungsgefühl in den Brüsten, Verdauungsprobleme, Übelkeit, Heißhunger oder Appetitlosigkeit, Hautunreinheiten, Wassereinlagerungen, Kreislaufprobleme, Schläfrigkeit und Schlafstörungen sein. Hinzu kommen psychische Beschwerden, beispielsweise Stimmungsschwankungen, vermehrtes Weinen, Gereiztheit, depressive Verstimmungen, Angstzustände. Auch Konzentrationsschwierigkeiten, Erschöpfung, Abgeschlagenheit, vermindertes Interesse an geselligem Beisammensein und körperlicher Nähe sowie das Gefühl der Überforderung sind typisch.

All diese Symptome können entweder einzeln oder kombiniert auftreten – der Mix kann immer wieder wechseln. Ebenso wechselhaft können die Stärke (Intensität) und die Dauer sein, mit denen die Symptome sich zeigen.

Je nachdem, wie stark die Regelschmerzen und die anderen Symptome ausfallen, die die Regel mit sich bringt, steckt jede Frau sie anders weg. Ich erlebe die Vielfalt tagtäglich in der Praxis: Sie reicht von Frauen, denen Regelbeschwerden kaum etwas ausmachen, bis hin zu Frauen, die davon arg in ihrem Alltag beeinträchtigt werden. Aber: Ich kenne keine Frau ohne Regelbeschwerden.

Was ist PMS?

Stellen sich diese körperlichen und psychischen Regelbeschwerden nicht nur während der Menstruation ein, sondern sind sie bereits Tage vor (»prä«) Beginn der Blutung zu spüren, spricht man vom Prämenstruellen Syndrom, kurz: PMS (ICD-Code: N94.3[21]).

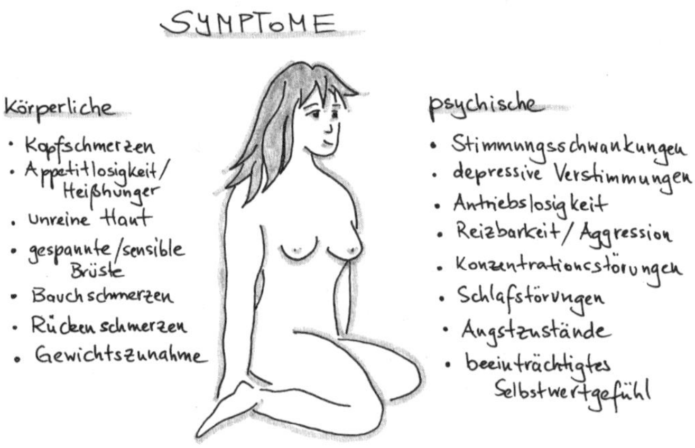

Typisch ist, dass das PMS zyklusabhängig wiederkehrt. Wann und wie es sich zeigt, das variiert von Monat zu Monat und von Frau zu Frau. Als Fachärztin schaue ich genau hin, um das PMS einem dieser Typen zuzuordnen:

1. PMS-A, wobei »A« für »Anxiety«, auf Deutsch: »Angst« beziehungsweise »Ängstlichkeit«, steht. Mitunter wird es auch mit »außer Kontrolle« interpretiert. Bei diesem PMS-Typ berichten Betroffene vor allem von Angstgefühlen, schwankender Stimmung, Nervosität, erhöhter Reizbarkeit, Aggressionen und Wut.
2. PMS-C, wobei »C« für »Craving«, auf Deutsch »Verlangen«, steht. Typischerweise verspüren Betroffene vor

allem einen gesteigerten Appetit, Heißhungerattacken, Müdigkeit und Kopfschmerzen.

3. PMS-H, wobei das »H« für »Hyperhydration«, auf Deutsch: »Überwässerung«, steht. Die Betroffenen klagen vor allem über Wassereinlagerungen im Gewebe, Spannungsgefühlen in den Brüsten und Gewichtszunahme.
4. PMS-D, wobei das »D« für »Depression« steht. Dieser PMS-Typ zeigt sich vor allem mit Niedergeschlagenheit, depressiver Verstimmung, abnormaler Schläfrigkeit (Lethargie), vermehrtem Weinen, erhöhter Reizbarkeit und Schlaflosigkeit.
5. PMS-O, wobei das »O« für »other«, also »Sonstige«, steht. Unter diesem PMS-Typ werden Patientinnen zusammengefasst, deren Leitsymptome keinem der vier vorgenannten Typen zuzuordnen sind.
6. PMS-T, wobei das »T« für »Total Overall Symptoms«, also »Gesamtsymptome«, steht. Diesem PMS-Typ werden die Patientinnen zugeordnet, die einen gleichzeitigen Symptommix aus verschiedenen PMS-Typen erleben.

Diese Einteilung der PMS in PMS-Typen ist in der gynäkologischen Praxis hilfreich, um dem PMS der Frau, die vor mir sitzt, auf die Spur zu kommen. Je besser ich es verstehe, je besser die Betroffene es versteht, desto treffsicherer können wir gemeinsam einen Weg finden, wie die Frau ihren Zyklus mit seinen typischen PMS-Beschwerden am besten bewältigen kann – denn darum geht es mir.
Ganz gleich, welche: PMS-Beschwerden treten grundsätzlich nach dem Eisprung auf, also in der zweiten Zyklushälfte. Sie lassen mit dem Einsetzen der Blutung nach und enden spätestens mit deren Auslaufen.

Je nach Studie schwanken die Zahlen zur PMS-Betroffenheit. So gaben beispielsweise drei Viertel der Frauen in einer Studie[22] an, im Laufe ihres Lebens unter Symptomen eines PMS gelitten zu haben. Aus meiner praktischen Erfahrung weiß ich: Jede Frau kennt PMS-Beschwerden.

Was ist PMDS?

Ein Teil der Frauen, die an einem PMS leiden, erleben es in seiner schwer(st)en Form, die Prämenstruelle Dysphorische Störung (PMDS, ICD-Code: GA34.41) genannt wird. Schon der Begriff »dysphorisch« weist auf die charakteristische Symptomatik hin, denn die »Dysphorie« ist das Gegenteil von »Euphorie« – statt ein »Hochgefühl« zu erleben, sind betroffene Frauen »niedergeschlagen« und »negativ gestimmt«. Wobei das noch milde ausgedrückt ist.

Die Angaben zur Zahl der Frauen, die an einer PMDS leiden, variieren je nach Quelle. Die deutsche PMDS Hilfe e. V., eine unabhängige Infoplattform (pmds-hilfe.de), beziffert sie auf einen Anteil von 5,5 Prozent aller menstruierenden Personen[23]. Das ist mehr als jede 20. Menstruierende. Bekannt ist auch, dass Frauen in aller Welt an einer PMDS leiden, unabhängig von ihrem Lifestyle.

Wir wissen darüber hinaus, dass eine PMDS bereits im ersten Zyklus auftreten kann. Bei mir in der Praxis ist die typische Patientin mit PMDS allerdings 20 Jahre und älter. Wobei ich auch feststelle, dass immer jüngere Frauen mit PMDS-Beschwerden zu mir kommen.

Wie ein PMS kann auch die PMDS sich mit der Zeit verändern. Häufig verschlimmert sich die PMDS in Zeiten starker hormoneller Umstellungen im Körper, wie sie nach dem Absetzen von hormonell wirksamen Verhütungsmitteln wie die

sogenannte Antibabypille (»Pille«), nach dem Entfernen der Hormonspirale, nach einer Geburt (auch Fehlgeburt) oder während der Wechseljahre stattfinden.
Bei vielen Frauen, die ihre »Pille« absetzen, stellen sich PMDS-Beschwerden ein. Die auch Kontrazeptiva genannten Medikamente haben die PMDS offensichtlich zuvor verschleiert beziehungsweise unterdrückt. Mit dem generellen Trend, dass immer weniger Frauen mit der »Pille« verhüten[24, 25], zeigen sich die Symptome jetzt bei immer Jüngeren. Wobei ich anmerken muss, dass ich auch Patientinnen habe, bei denen eine »Pille« ihre PMS- beziehungsweise PMDS-Beschwerden verstärkt.
Ähnliches gilt für Frauen im Wechsel: Unterzieht sich eine Frau zum Bewältigen ihrer Wechseljahre beispielsweise einer Hormonersatztherapie, können sich abklingende Beschwerden eines PMS beziehungsweise einer PMDS auch wieder verstärken[26]. Genauso habe ich Patientinnen, bei denen sich bestehende PMS- beziehungsweise PMDS-Symptome dann mildern.
Weil mir die Aufklärung dazu wichtig ist, gehe ich auf solche besonderen Hormonphasen später im Buch noch tiefer ein (Kapitel: »PMS und PMDS – unerwünschte Lebensabschnittsbegleiter:innen«).

Körperliche PMDS-Beschwerden

Da eine PMDS eine Form des PMS ist, tritt sie auch mit den typischen PMS-Beschwerden in Erscheinung, darunter körperliche Symptome wie empfindliche Brüste, Brustspannen, Gelenkschmerzen, Muskelschmerzen, Aufgeblähtheit oder Gewichtszunahme. Doch es sind vor allem die psychischen Symptome aus dem bunten Mix, die den von PMDS betroffenen Frauen das Leben teils zur Hölle machen. Und damit übertreibe ich keinesfalls.

Psychische PMDS-Beschwerden

»Ich verliere an den Tagen vor den Tagen meine ganze Lebensfreude. Ich schwimme in einem Meer von Traurigkeit, gehe darin fast unter. Ich möchte alles hinschmeißen. Plötzlich denke ich, dass ich mich von meinem Partner trennen und meinen Job kündigen muss. Ich fühle mich scheiße und empfinde die Welt um mich herum ebenso. Ich heule oft ohne Grund los, nicht leise, sondern laut, egal, wo ich gerade bin: nach dem Aufwachen im Bett, beim Frühstück, auf dem Weg zur Arbeit in der Bahn. Ich kann Menschen dann kaum ertragen. Nachdem ich einmal völlig verheult aus der Mittagspause kam, konnte ich nicht durch die Tür ins Büro zurückgehen. Ich war wie blockiert. Also rief ich meine Kollegin an und bat sie, mir meine Sachen auf die Straße zu tragen – und bin dann heulend heimgefahren, um allein und für mich zu sein. Ich hätte keinen Anruf machen, keine E-Mail oder WhatsApp schreiben, kein Gespräch mit dem Team führen können – nichts ging mehr.«

Meine Patientin Kerstin B.

Die Liste der psychischen Beschwerden, die eine PMDS mit sich bringen kann, ist nicht nur länger, sondern auch vielfältiger als die bei einem PMS:

- Die Frauen erleben bei einer PMDS starke Stimmungs- und Gefühlsschwankungen. Sie sind plötzlich – und nüchtern betrachtet: in der Regel grundlos – traurig. Viele brechen dann in teils hysterisches

Weinen aus. Sie sind höchst empfindsam gegenüber Zurückweisung.

- Viele Frauen mit PMDS sind vor den Tagen häufiger in zwischenmenschliche Konflikte verwickelt als sonst und verhalten sich dabei besonders unnachgiebig. Sie pochen auf ihr Recht, auch wenn sie längst eingesehen haben, dass sie im Unrecht sind. Gegenüber ihren Konfliktpartnerinnen und -partnern können sie ihr Unrecht jedoch kaum eingestehen, geschweige denn diese um Verzeihung bitten. Viele sind stattdessen wie »blockiert«.
- Ich habe Patientinnen, die unter dem Einfluss ihrer PMDS besonders schnell und stark reizbar, verärgert und wütend sind. Manche verhalten sich impulsiv und ungewöhnlich aggressiv. Sie greifen ihre Mitmenschen verbal und/oder sogar tätlich an (Stichwort: Fremdgefährdung[27]). Mehr als einmal erzählten mir Patientinnen, dass sie sich so in die Enge getrieben sahen, dass sie sogar Mordgelüste gegenüber ihren Partnerinnen und Partnern sowie Kindern verspürten, um sich wieder Luft zu verschaffen. Diese Frauen sind erschrocken, entsetzt und zutiefst beschämt von der Person, zu der sie ihre PMDS macht. Ihre Schuldgefühle belasten sie schwer.

»Je näher die Regel kommt, desto gereizter werde ich. Am Tag vor der Blutung ist es am schlimmsten: Da kippt meine Stimmung schon wegen einer Kleinigkeit plötzlich von gelassen auf wütend. Gegenüber meinem Sohn (4) schaffe ich es gerade noch, mich zu zügeln. Ich bin aber sehr viel ungeduldiger und grantiger als sonst. Sitze ich an einem solchen Tag mit meinem Mann zusammen und wir reden entspannt miteinander, überfällt mich plötzlich das Gefühl, dass er mir nicht richtig zuhört. Wumms! Wut packt mich. Da springe

ich auf, knalle die Tür, werfe mit einem Stift – nicht nach ihm, aber auf den Boden. So ein Wutanfall dauert mehrere Minuten. Anschließend stürze ich von der Klippe der Verzweiflung ins Tal des Jammers. Ich zweifle an mir, an meinem Job, an meinem Familienglück. Nach ein, zwei Stunden kehrt Ruhe im Kopf ein. Ich bin dann zutiefst erschöpft. Und am nächsten Tag setzt die Blutung ein – und ich frage mich, wer die wütende Frau war, die gestern in meinem Körper steckte.«

Meine Patientin, die ungenannt bleiben möchte

- Die PMDS versetzt die Betroffenen oft in eine depressive Verstimmung (Weltuntergangsstimmung). Sie fühlen sich hoffnungslos und wertlos. Schlimmstenfalls empfinden sie diese Gefühlslage als so aussichtslos, dass sie an Selbstmord (Suizid[28]) denken. Eine Übersichtsstudie[29] (Metastudie) zeigte, dass Frauen mit PMDS ein höheres Risiko haben, an einen Suizid zu denken, ihn zu planen und zu versuchen.

»An den Tagen kurz vor der Blutung schießt mir regelmäßig durch den Kopf, mich umzubringen. Es scheint in dem Moment die einzige Lösung für das kaum auszuhaltende, trostlose Gefühl, in dem ich dann versinke. Es kostet mich jedes Mal wahnsinnig viel Anstrengung, den Todeswunsch beiseitezuschieben, zu vergessen und am Leben festzuhalten.«

Meine Patientin, die ungenannt bleiben möchte

- Bei vielen PMDS-Patientinnen kommen Ängste, Anspannung, Unruhe oder Nervosität auf.
- An PMDS leidende Frauen sind oft müde, energie- und antriebslos. Ihr Interesse an alltäglichen, gewohnten und normalerweise geschätzten Aktivitäten schwindet. Schlim-

mer noch: Job, Schule, Ausbildung, Studium, Freundeskreis, Hobbys, Selbstfürsorge werden ihnen lästig.
- Ihre PMDS bereitet den Frauen Schwierigkeiten, sich zu konzentrieren, zu fokussieren und klar zu denken.
- Viele Frauen mit PMDS bemerken Veränderungen ihres Appetits, und manche bekommen immer wieder Heißhungerattacken oder Fressanfälle (Binge-Eating-Störung).
- Oft fühlen die PMDS-Patientinnen sich überwältigt und als würden sie die Kontrolle über ihr Leben verlieren.
- Häufig beschert die PMDS betroffenen Frauen Schlafstörungen: Die einen schlafen übermäßig viel, die anderen sind eher schlaflos.
- Mitunter berichten mir PMDS-Patientinnen von einer hohen Empfindlichkeit gegenüber Geräuschen. Frauen mit PMDS weisen an den Tagen vor den Tagen eine ausgeprägtere Grundschreckreaktion auf hörbare (akustische) Reize auf[30]. Wie es dazu kommt, ist zwar noch ungeklärt, aber die akustische Schreckreaktion gilt als ein Rückzugsreflex auf plötzliche oder schädliche akustische Reize, an dem sich messen lässt, wie eine Frau appetitive (angenehme) und aversive (abstoßende) Reize emotional verarbeitet.

»Meine Kollegin faltete mal einen Karton zusammen und bekam das irgendwie nicht auf die Reihe. Ich hörte irgendwann nur noch das Geräusch der Pappe – alle anderen Bürogeräusche im Hintergrund gingen unter. Das waren 15 Minuten, in denen ich mich so arg zusammennehmen musste, um ihr nicht den Karton aus den Händen zu reißen und vor Wut mit den Füßen darauf herumzutrampeln.«

Meine Patientin Kerstin B.

PMDS-Beschwerden treten wie PMS-Beschwerden in der zweiten Zyklushälfte auf. Sie können bereits kurz nach dem Eisprung einsetzen und verschwinden mit dem Eintritt der Regelblutung meist zur Gänze. Bei einigen wenigen Frauen ziehen sie sich noch über ein, zwei Tage hin – spätestens an Zyklustag drei sind sie verschwunden.

»Es ist, als wäre ich per Knopfdruck wieder die Alte. Ich bin wieder lebensfroh und optimistisch gestimmt und kann nur den Kopf schütteln über die trüben Gedanken, die ich mir die zurückliegenden zwei Wochen lang machte. Mir ist bewusst, dass mein Trübsinn grundlos war. Ich spüre keine Berührungsängste mehr, gehe gerne raus, treffe Menschen, arbeite mit Freude, scheue keine Auseinandersetzung im Team oder mit der Kundschaft.«

Meine Patientin Kerstin B.

Zum Merken:

1. Der weibliche Zyklus ist mit Beschwerden verbunden. Die Regel ist ein schmerzhafter Vorgang, der den meisten Frauen Unwohlsein beschert.
2. Ein Zyklus mit PMS oder PMDS bringt den betroffenen Frauen körperliche und psychische Beschwerden. Wobei bei der PMDS die psychischen die körperlichen Beschwerden dominieren.
3. Typisch für PMS- und PMDS-Beschwerden ist, dass diese in der 2. Zyklushälfte auftreten und mit dem Einsetzen der monatlichen Blutung bei den allermeisten Frauen »schlagartig« nachlassen.

Tabelle 2: Symptome in einem Zyklus ohne PMS, mit PMS und mit PMDS

Symptome	Zyklus mit PMS	Zyklus mit PMDS
Zeitpunkt	**2. Zyklushälfte lassen mit einsetzender Regel sofort nach**	**2. Zyklushälfte lassen mit einsetzender Regel meist sofort nach**
körperlich	• Abgeschlagenheit • Blähungen • Brustspannen • Gewichtszunahme • Hautunreinheiten • Kopfschmerzen & Migräne • Müdigkeit • Reizempfindlichkeit • Schmerzen im (unteren) Rücken • Übelkeit, Erbrechen, Durchfall • Unterleibsschmerzen vor und während der Blutung • Wassereinlagerungen	**wie bei PMS (links) plus:** • Gelenkschmerzen • Muskelschmerzen
psychisch	• Aggressivität • Angstzustände • Antriebslosigkeit • Depressive Verstimmungen und Depressionen • Heißhunger • Konzentrationsstörungen • Reizbarkeit • Schlafstörungen • Stimmungsschwankungen • Unwohlsein	• Angespanntheit • Angstzustände • extreme Reizbarkeit • Gleichgültigkeit • hohe Aggressivität • hohe Frustration • Hoffnungslosigkeit (Weltschmerz) • intensive Wut • Konzentrationsschwierigkeiten • mangelnder Selbstwert • Mordlust • Nervosität • Niedergeschlagenheit • Schlafstörungen • soziale Isolation • starke, abrupte Stimmungswechsel • schwere Depressionen • schwere Verzweiflung • Suizidgedanken • Traurigkeit

PMS und PMDS: Ursachen für die unterschiedliche Ausprägung der Symptome

»Die Ursachen von PMS und PMDS sind noch nicht hundertprozentig bekannt. Was wir wissen: Hinter beiden stecken komplexe biochemische Vorgänge zwischen Psyche, Nerven und Hormonen.«

Dr. med. Jael Bosman

Was beim psychoneuroendokrinen Zusammenspiel der drei Ebenen abläuft, folgt nach heutigem Kenntnisstand bei PMS und PMDS demselben Schema – allerdings kommt es bei Frauen mit einer PMDS zu einer paradoxen Reaktion, die ich im Folgenden erkläre. Aber vorher geht es um die Ursachen von PMS und PMDS:

PMS-Ursachen

Angesichts der Vielzahl und Vielfalt der Symptome, mit denen sich ein PMS zeigt, ist anzunehmen, dass dahinter mehr als nur eine einzige Ursache steckt. Für mich ist das Prämenstruelle Syndrom ganz klar multifaktoriell – denn es sind dafür mehrere Faktoren verantwortlich, darunter biologische, psychologische und soziale.
Wir Gynäkolog:innen nennen das PMS aus diesem Grund auch psychoendokrine Dysfunktion. Denn der Menstruationszyklus löst Monat für Monat einen Kreislauf von Störungen in den biologischen Systemen der Frauen aus, die

sowohl mit psychologischen als auch sozialen Mechanismen interagieren und sich gegenseitig beeinflussen.
Mit heutigem Kenntnisstand wirken die sich zyklisch verändernden Anteile der Geschlechtshormone auf die Produktion und Aktivität von anderen Hormonen und Nervenbotenstoffen ein, den sogenannten Neurotransmittern. Hier geht es insbesondere um den Transmitter Serotonin, der auch Glückshormon genannt wird, weil er stimmungsaufhellend wirkt und für Wohlbefinden, Entspannung und innere Ausgeglichenheit sorgt. Sein Anteil schwankt im Zyklusverlauf wie der der Sexualhormone: In der zweiten Zyklushälfte sinkt der Serotoninspiegel stetig, bis er kurz vor Einsetzen der Blutung gänzlich in den Keller stürzt. Wegen seiner Bedeutung für die psychische Befindlichkeit komme ich gleich noch einmal ausführlich auf Serotonin zurück.

PMDS-Ursachen

Für die schwer(st)e Form des PMS, die PMDS, sind inzwischen sowohl biochemisch-psychoneuroendokrine, genetische sowie soziale Ursachen nachgewiesen worden. Die stelle ich im Folgenden kurz vor.

Serotonin

Im Gehirn von Frauen mit PMDS ist die Dichte der Transporter (Vesikel) für den Botenstoff Serotonin vor dem Einsetzen der Regelblutung sehr stark erhöht[31, 32]. Das ist eine neue Erkenntnis – die aus medizinischer Sicht sehr überrascht. Bislang galt die Annahme, dass sich die Zahl der Serotonintransporter als ein individuelles Merkmal innerhalb der derart kurzen Zeitspanne von zwei Wochen nicht dynamisch verändert. Vielmehr ging man nur von geringfügigen Veränderungen alle zehn Jahre aus. Was an der Erkenntnis so wichtig ist: Die höhere Transporterdichte begünstigt einen vorübergehenden Serotoninmangel. Dieser wiederum erklärt, wie es zur PMDS kommt.

Und weil genau dieser Zusammenhang für das Verständnis einer PMDS von immenser Bedeutung ist, steige ich hier mal etwas tiefer ein: Im Gehirn dreht sich im Grunde alles um die Übertragung (Kommunikation) von elektrischen oder chemischen Signalen zwischen den rund 100 Milliarden miteinander vernetzten Nervenzellen (Neuronen)[33]. Jede hat eine eigene »Antenne«, um Signale zu empfangen. Fürs Übertragen der Signale von Zelle zu Zelle sind Botenstoffe wie Serotonin mitverantwortlich. Das ist vor allem dort im Einsatz, wo es ums Regulieren von Stimmung, Schlaf, Wahrnehmen von Schmerzen und Appetit geht.

Die Signalübertragung geschieht an den Synapsen. So nennt man die Kontakt- beziehungsweise Verbindungsstellen zwischen zwei Nervenzellen. Die sogenannte präsynaptische Nervenzelle (Senderzelle) produziert Serotonin. Kommt bei ihr ein Signal an, das weitergeleitet werden soll, schüttet sie das Serotonin in den 20 bis 30 Nanometer breiten Zwischenraum, der bis zur nächsten Nervenzelle signaltechnisch zu überbrücken ist (sogenannter synaptischer Spalt). Dort bindet das Serotonin sich an Rezeptoren auf der Membran der postsynaptischen Nervenzelle (Empfängerzelle) – das Signal wird damit vermittelt. Das Serotonin im Spalt wird nach dem Übertragen des Signals entweder wieder in die Senderzelle zurückgebracht oder abgebaut. Das geschieht mithilfe von bestimmten Transportern. So weit, so störungsfrei – oder auch: so gesund.

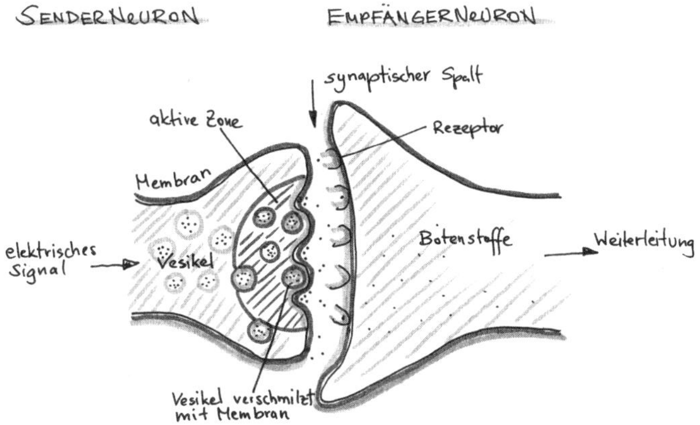

Sind aus irgendeinem Grund sehr viele Transporter unterwegs, ist das Serotonin aus dem Spalt rascher weggeschafft, als es für eine störungsfreie Signalübertragung gut wäre. Infolgedessen kommt es zu dem oben erwähnten Serotoninmangel und einer gestörten Signalübertragung. Und diese löst Symptome aus wie Angstzustände, depressionsähnliche Verstimmungen, Heißhunger auf Kohlenhydrate, Konzentrationsschwierigkeiten und eine niedrigere Schmerzschwelle.

Warum es überhaupt erst zu der höheren Transporterdichte kommt, das wissen wir noch nicht bis ins kleinste Detail. Es ist jedoch davon auszugehen, dass die genetische Veranlagung dabei eine Rolle spielt. So wurden bei Frauen mit PMDS unter anderem Polymorphismen an Serotonin-1A-Rezeptoren nachgewiesen.[34, 35] Das heißt, diese Rezeptoren variieren im Vergleich zu denen bei Frauen ohne PMDS. Dazu passt, dass eine familiäre Neigung zu Depression, auch zu einer postpartalen, also nach der Geburt eines Kindes auftretenden, als ein Risikofaktor für PMDS gilt. Auch andere psychische Erkrankungen, die die Frau hat oder die in ihrer Familie vorkommen, sind Risikofaktoren.

Östradiol

Außerdem wissen wir, dass Östradiol der Synthese und Verfügbarkeit von Serotonin dienlich ist. Da das Sexualhormon Östradiol auch die Stimmung stabilisiert, ist ein Zusammenhang zwischen dem zyklisch schwankenden Östradiolspiegel sowie seinem Einfluss auf die Serotoninaktivität und einer PMDS wahrscheinlich.[36]

Neuronaler Wachstumsfaktor BDNF

Für das Wachstum von funktionellen Synapsen zur Signalweiterleitung an den Nervenzellen spielt der Wachstumsfaktor BDNF (Brain-Derived Neurotrophic Factor) eine wichtige Rolle. Laut Studien bewirkt Stress bei Gesunden, dass die Konzentration von BDNF im Blut steigt. Dies wird als Zeichen von Resilienz (Widerstandskraft) gedeutet.
Doch wenn der Stress krankhaft (chronisch) wird, sinkt der Anteil des Faktors im Blut. Damit sinkt die Resilienz, und zugleich steigt das Risiko für Erschöpfung (Burn-out) und Depression[37].
Bei Frauen, die an PMDS leiden, konnte eine Studie[38] zeigen, dass der Anteil von BDNF in der zweiten Zyklushälfte paradoxerweise höher war. Zugleich war bei diesen Frauen auch der Biomarker für akuten zellulären Stress, HSP70, erhöht.[39]
Das deutet darauf hin, dass erhöhte BDNF-Werte eine fehlerhafte Reaktion auf zellulären Stress sein und einen Kompensationsprozess darstellen können.

Cortisol

Die Studienlage zum Zusammenhang zwischen der Aktivität des in der Nebennierenrinde produzierten »Stresshormons« Cortisol und einer PMDS ist noch recht dünn. Erste Hinweise deuten jedoch darauf hin, dass ein niedriger Cortisolspiegel eine PMDS ähnlich beeinflusst wie andere stressende psychische Erkrankungen.[40]

Dazu muss man wissen, dass Cortisol dem Körper hilft, mit Stress fertigzuwerden: Es lässt den Blutzuckerspiegel ansteigen, unterdrückt das Immunsystem und regelt den Stoffwechsel. In experimentellen Studien wurde gezeigt, dass Cortisol insbesondere bei Frauen mit psychischen prämenstruellen Beschwerden gegenüber Stressoren nur »gedämpft« reagiert.[41] So zeigte eine Studie[42], dass Cortisol bei Frauen mit PMDS verzögert reagiert und über den Tag hinweg flacher abfällt.

Neuroinflammation

Chronischer Stress steht in engem Zusammenhang mit Entzündungen. Beide verschlimmern die Funktionsstörung des zentralen Nervensystems, die den PMDS-Beschwerden zugrunde liegt. Stressoren, die die Hormonlage ins Wanken bringen, lösen laut einer Studie[43] eine Kaskade von Entzündungsreaktionen aus, die sich auch auf Gehirnregionen auswirken, die für die Stimmungsregulierung bedeutsam sind. Diese Entzündungsprozesse im Gehirn (Neuroinflammation) hängen demnach eng mit Veränderungen in Neurotransmittersystemen zusammen, die wiederum beim Stabilisieren der Stimmung und Regulieren von Gefühlen eine Rolle spielen.

Zyklische Gehirnveränderungen

Dank bildgebender Verfahren ist erwiesen, dass sich das Gehirn im Zuge der zyklischen Hormonschwankungen verändert. Es kommt sowohl zu Vergrößerungen als auch zu Umstrukturierungen in bestimmten Gehirnarealen. Gezeigt wurden beispielsweise veränderte Vernetzungen der Nervenzellen – unter anderem in den Bereichen, die für die Gefühlskontrolle und für die negative Stimmung zuständig sind. Das könnte auch dazu beitragen, dass eine PMDS entsteht.

Genkomplex ESC/E(Z)

Untersuchungen zeigen[44], dass die PMDS von einer genetisch bedingten Überempfindlichkeit auf die normale Aktivität der Sexualhormone während des Zyklus ausgelöst wird. Die Hormonspiegel selbst unterscheiden sich dabei nicht zwischen Frauen mit und ohne PMDS, was dafürspricht, dass es auf die Reaktion und nicht auf die Menge der Hormone ankommt[45].

Schon seit den 1990er-Jahren ist erwiesen, dass Frauen mit PMDS in außergewöhnlichem Maß empfindlicher auf die beiden Sexualhormone Östrogen und Gestagen reagieren, deren Anteile nach dem Eisprung zunehmen. Gut 20 Jahre später fand ein Forscher:innenteam heraus, dass der Genkomplex ESC/E(Z), der beeinflusst, wie Zellen auf Sexualhormone reagieren, bei Frauen mit einer PMDS stärker aktiviert wird als in einer Kontrollgruppe.[46] Welche biologischen Zusammenhänge hinter dieser gestörten zellulären Reaktion stecken, ist jedoch noch nicht zu 100 Prozent geklärt. So ergaben die Untersuchungen teils widersprüchliche (paradoxe) Befunde: Beispielsweise aktivierte Gestagen, anders als erwartet, einige Gene bei gesunden Frauen stärker als bei den Patientinnen mit PMDS, während Östrogen das Gegenteil bewirkte. Dennoch sind das handfeste Belege dafür, dass in den Zellen von Frauen mit PMDS eine gestörte Signalübertragung stattfindet.

ALLO und $GABA_A$

Neuere Studien weisen zudem darauf hin, dass auch ein gestörtes Zusammenspiel des Hormons Allopregnanolon (ALLO[47]) und eines dysfunktionalen GABA-Rezeptors[48] dazu beiträgt, dass eine PMDS entsteht.

- ALLO ist ein Zwischenprodukt (Metabolit) von Gestagen. Es ist neuroaktiv beziehungsweise neurosteroid, beeinflusst also die Nervenzellen im Gehirn. Das deshalb auch Neurosteroid genannte ALLO wird im Gelbkörper aus Gestagen produziert oder von Grund auf neu im Gehirn aufgebaut.
- Der $GABA_A$-Rezeptor ist ein Chloridkanal, der von der Gamma-Aminobuttersäure (GABA) aktiviert wird. Diese gilt als wichtigster Neurotransmitter im zentralen Nervensystem. Wird GABA gebunden, strömen Chlorid-Ionen in die zugehörige Nervenzelle ein und bremsen deren Erregungsfähigkeit aus. Der $GABA_A$-Rezeptor ist weit verbreitet im Gehirn und regelt maßgeblich das gesunde Gleichgewicht zwischen Erregung (Aktivierung) und Dämpfung (Hemmung).

Läuft alles nach Plan, wirkt ALLO unter Zutun des $GABA_A$-Rezeptors beruhigend, angstlösend und schlafanstoßend.[49]

Aber: Bei Frauen mit PMDS scheinen sich diese Effekte in das Gegenteil umzukehren.
Warum das so ist, lässt sich mit dem heutigen Erkenntnisstand nur vermuten. So könnte ein ALLO-Mangel zu PMDS-Symptomen führen – akute Behandlungen mit ALLO führten nachweislich dazu, dass sich Depressionen minderten und Ängste lösten. Aber: Bei einer dauerhaften Behandlung mit ALLO zeigten die Betroffenen wiederum angstähnliche Reaktionen. Daraus ließe sich schließen, dass die Bindung von ALLO den $GABA_A$-Rezeptor unsensibler für GABA oder für diese nachahmende Substanzen (GABA-Agonisten) macht[50]. Ein weniger oder gar nicht mehr auf GABA reagierendes System bringt mehr depressive Verstimmungen und höhere Ängstlichkeit hervor.
Wichtig: Wenn ich hier verschiedene biochemische Prozesse als mögliche Ursachen aufführe, dann sind dies klare Belege dafür, dass die PMDS keine psychiatrische, sondern eine organische Erkrankung ist.
Wahrscheinlich spielt auch die Genetik eine Rolle: Denn dafür spricht, dass die PMDS oft gehäuft in einer Familie auftritt. Die Erblichkeit wird auf 56 Prozent beziffert.[51] Das ist auch der Grund, warum eine meiner Standardfragen an meine Patientinnen die nach der familiären Betroffenheit ist.

»Als ich anfing, mich mit meinem ›verrückten Zyklus‹ auseinanderzusetzen, und darüber mit den Frauen in meiner Familie sprach, stellte sich heraus, dass sowohl meine Schwester als auch meine Cousine psychische Zyklusbeschwerden hatten. Im genauen Vergleich fanden wir Gemeinsamkeiten und Unterschiede: Während die eine von uns eher traurig wird, verspürt eine andere eher Wut und Angriffslust.«

Meine Patientin Kerstin B.

Stress

Stress ist ein Faktor, der dafür bekannt ist, dass er das Zyklusgeschehen ordentlich aufmischen kann. Ich kann mir durchaus vorstellen, dass emotionaler beziehungsweise psychologischer Stress das Stresssystem von Frauen verändert, sodass sie im weiteren Verlauf ihres Lebens empfindlicher auf zyklusnormale Schwankungen von Geschlechtshormonen reagieren. Dafür spricht, dass Frauen mit einer PMDS häufiger frühe traumatische Erlebnisse (Traumata vor ihrem 18. Geburtstag) hatten als gesunde Frauen beziehungsweise als die Gesamtbevölkerung. Belegt ist zudem, dass bei Frauen mit einer höchst traumatisierenden Missbrauchsgeschichte der Zusammenhang zwischen den normalen zyklischen Schwankungen von Östradiol und Gestagen und PMDS-Symptomen stärker ausgeprägt ist.[52]

Auch der eher alltägliche Stress, den Lebensumstände oder Job einer Frau bereiten können, verstärkt PMDS-Beschwerden. In einer Studie[53] berichteten die teilnehmenden Frauen mit PMDS von besonders hohem Alltagsstress und hoher negativer Erregung gegenüber Stressoren während der späten Lutealphase. Den Studienergebnissen zufolge waren hohe momentane Stresslevel bei Frauen mit PMDS im Vergleich zu Kontrollpersonen mit niedrigeren Leveln positiver Erregung und mit stärkerem Grübeln verbunden, und zwar unabhängig von der Zyklusphase.

Zum Merken:

1. PMS und PMDS haben multifaktorielle Ursachen, wobei die Faktoren körperlicher (biologisch/genetisch), psychologischer (zentrales Nervensystem mit Gehirn und Rückenmark) und sozialer Natur sein können und einander komplex beeinflussen. Das heißt: Körper und Gehirn einer Frau »ticken« erwiesenermaßen zyklisch.
2. Die Ursachen von PMS und PMDS sind im Grunde gleich. Allerdings reagieren Frauen mit PMDS psychisch teilweise paradox auf das Zyklusgeschehen.
3. Frühe Traumata sind häufig mit PMDS-Beschwerden verbunden.

PMS und PMDS diagnostizieren

»PMS und PMDS diagnostiziere ich anhand der Krankengeschichte (Anamnese), die meine Patientin mitbringt. Denn es gibt dafür keine speziellen Tests – die Hormonwerte liegen bei Frauen mit PMS und PMDS im Normbereich[54, 55].«

Dr. med. Jael Bosman

Sobald eine Frau mir Beschwerden nennt, wie sie für PMS typisch sind, diese dank eines getrackten Zyklus eindeutig der zweiten Zyklushälfte zuzuordnen sind und mit Einsetzen der monatlichen Regelblutung nachlassen, ist die Diagnose PMS für mich recht klar.

Wir wissen, dass bei der PMDS die psychischen Beschwerden überwiegen: Die bei Frauen mit PMDS auftretenden Symptome sind vor allem depressive Verstimmung, Hoffnungslosigkeit, Angst, starke Reizbarkeit, fehlende Impulskontrolle – Gefühlszustände also, die es ihnen schwer bis unmöglich machen, ihren Alltag zu bewältigen. Ich werde darum besonders hellhörig, wenn Frauen mir in der Sprechstunde ihre Gefühlslage vor der Regelblutung mit Aussagen wie »Ich fühle mich dann komplett anders«, »Ich verhalte mich anders als sonst«, »Ich bin ein ganz anderer Mensch« beschreiben. Kommt dann noch hinzu, dass dieser Gefühlszustand mit Einsetzen der Menstruation oder wenige Tage später »schlagartig beendet« und »alles wieder beim Alten« ist, spricht das für eine PMDS.

Fragebogen zur Krankheitsgeschichte (Selbsttest: Habe ich PMDS?)

Im Laufe der Jahre, in denen ich mich nun schon mit PMS und PMDS beschäftige, habe ich eine Reihe von Fragen zu einem Fragenkatalog zusammengestellt. Damit hole ich mir viele relevante Informationen zur Anamnese meiner Patientinnen, die mir beim Diagnostizieren helfen.

Mein Fragebogen kann auch als Selbsttest dienen. Denn wenn frau der Mehrzahl der Fragen zustimmt, kann das auf eine PMDS hinweisen.

1. Traten die Symptome zwischen dem 20. und 40. Lebensjahr auf?
2. Gab es einen zeitlichen Zusammenhang mit einem für die Hormonlage relevanten Ereignis? Beispielsweise:
   a. »Pille« abgesetzt
   b. Schwangerschaft
   c. Wochenbett
   d. Perimenopause
   e. einschneidendes Lebensereignis mit Einfluss auf Stresserleben/Stressmanagement
3. Welche Symptome traten auf (exakt schildern), und welche überwiegen?
   a. körperliche
   b. psychische
4. Gibt es ein Tracking von Zyklus und Symptomen, und treten die Symptome ausschließlich in der 2. Zyklushälfte auf?
5. Gibt es belastete Interaktionen mit
   a. Partner:in?
   b. Kind/Kindern?
   c. Freund:innen?
   d. Mitmenschen im Job?

6. Gibt's in der Familie
   a. Menschen mit Depressionen?
   b. Frauen mit ähnlichen Auffälligkeiten oder gar PMS- oder PMDS-Diagnosen?
7. Wurde schon ärztlicher Rat gesucht?
   a. Gynäkologie (welche Diagnose, Therapie/Medikament, Ergebnisse?)
   b. Psychologie (welche Diagnose, Therapie/Medikament, Ergebnisse?)
   c. Andere
8. Welche anderen Maßnahmen wurden ergriffen, welche Mittel angewendet, und hatten diese einen positiven Effekt?
   a. Nahrungsergänzungsmittel
   b. Phytotherapie
   c. Sport
   d. Stressmanagement (Autogenes Training, Meditation, Yoga ...)
9. Gibt es andere diagnostizierte Grunderkrankungen? Beispielsweise:
   a. Allergien
   b. Autoimmunerkrankungen
   c. Histamin-Unverträglichkeit
   d. Chronisch-entzündliche Darmerkrankung
   e. Migräne

Zyklen mit PMS- und PMDS-Beschwerden richtig tracken

Zielführend zur PMS- und PMDS-Diagnose – und eins der Diagnosekriterien – ist für mich das akribische Nachverfolgen der Symptome über mindestens drei, besser noch sechs Menstruationszyklen hinweg. Ich weiß, dass oft zwei Zyklen als Trackingspanne empfohlen werden, doch das ist mir zu wenig. Die Praxis zeigt mir, dass es immer wieder Episoden gibt, wo keinerlei Beschwerden auftreten – und das verfälscht das Dokumentieren des tatsächlichen PMS- und PMDS-Geschehens.

Fragebogen und Zykluskalender zum Tracken des Zyklusgeschehens mit PMS und PMDS

Mit dem folgenden Fragebogen und einem Zykluskalender lässt sich das Zyklusgeschehen gut dokumentieren. Ich stelle beides zum kostenlosen Download auf meiner Internetseite zur Verfügung. Dieser QR-Code führt direkt zur Downloadseite.

https://www.jaelbosman.at/hilfe-pms-pmds/

Mit den Antworten auf die folgenden zwölf Fragen zum Zyklusgeschehen können die behandelnden Ärztinnen und Ärzte die Zyklusbeschwerden leichter beurteilen:

1. Ich habe seit _____ Jahren Beschwerden.
2. Wegen meiner Beschwerden habe ich im Alltag
   - ☐ keine Probleme
   - ☐ leichte Probleme
   - ☐ schwere Probleme

   und zwar:
   - ☐ in Schule, Ausbildung, Studium oder Beruf
   - ☐ in der Familie
   - ☐ in der Partnerschaft
   - ☐ in Freundschaften
3. Beschreibung der Probleme:

   ____

   ____

   ____

   ____
4. Ich habe einen
   - ☐ regelmäßigen Zyklus
   - ☐ unregelmäßigen Zyklus

   Mein Zyklus dauert meist _____ Tage.

   Ich blute meist _____ Tage.
5. Meine Zyklusbeschwerden dauern vom ___ bis zum ___ Zyklustag.
6. Während der vergangenen zwölf Monate hatte ich in _____ Zyklen diese Beschwerden.
7. Seit ich an diesen Zyklusbeschwerden leide, haben sich diese
   - ☐ nicht verändert.
   - ☐ verschlechtert.
   - ☐ verbessert.
   - ☐ teils verschlechtert und teils verbessert.
8. Meine Beschwerden haben sich verschlechtert, seit ich
   - ☐ ein Kind bekommen habe.
   - ☐ Stress habe.
   - ☐ Sonstiges _______________.

9. Ich nehme
   - ☐ die »Pille« und stelle fest, dass sich meine Beschwerden
     - ☐ verbessern.
     - ☐ verschlechtern.
     - ☐ weder verbessern noch verschlechtern.
   - ☐ keine »Pille«. Stattdessen setze ich zum Verhüten aktuell auf
     - ☐ Spirale.
     - ☐ Kondom.
     - ☐ Sterilisation.
     - ☐ Sonstiges ________________.
10. Ich habe in der Vergangenheit schon Verschiedenes gegen meine Zyklusbeschwerden ausprobiert:
    - ☐ Nein
    - ☐ Ja (Hormone, Phytopharmaka, Vitamine, Bewegung, Akupunktur und anderes):________________.

    Mit diesem Erfolg:

    ____

    ____

    ____
11. Ich habe mich wegen meiner Zyklusbeschwerden bereits behandeln lassen:
    - ☐ psychiatrisch
    - ☐ psychotherapeutisch
    - ☐ gynäkologisch
    - ☐ Sonstiges: ________________________________

    Die Behandlung(en) hatte(n) diesen Erfolg:

    ____

    ____

    ____
12. Ich habe mich wegen meiner psychischen Erkrankung (Depression, Angsterkrankung ...)

    ____

    ____

schon einmal behandeln lassen:

- ☐ psychiatrisch
- ☐ psychotherapeutisch
- ☐ gynäkologisch
- ☐ Sonstiges: ___________________________

Die Behandlung(en) hatte(n) diesen Erfolg:

____

____

____

Der zuvor abgedruckte QR-Code führt zudem zu einem Zykluskalender (zweiseitiges PDF zum Download und Ausdrucken) auf meiner Internetseite, der Zyklustag für Zyklustag sorgfältig ausgefüllt werden sollte, um aussagekräftige Fakten zum Zyklusverlauf sowie zu den Beschwerden, die währenddessen auftreten, und zu deren Bewältigung zu dokumentieren.

Wichtig: Das Tracken der PMS- beziehungsweise PMDS-Beschwerden ist aufwendiger als ein einfaches Zyklustracking, wie ich es oben bereits beschrieben habe. Der Grund: Die Patientin sollte täglich alle denkbaren psychischen und körperlichen Beschwerden beobachten und deren Auftreten oder Nichtauftreten dokumentieren.

»Ich beobachtete – recht schnell auch zusammen mit meinem Mann – meinen Zyklus mithilfe eines PMS-PMDS-Zyklustrackers. Nach drei, vier Monaten war das Muster eindeutig: Ich konnte sehen, wie die Kreuzchen je psychischer Beschwerde alle vier Wochen nach dem Eisprung zunahmen und innerhalb der ersten zwei, drei Blutungstage komplett auf null zurückfielen. Das war so ein wichtiger Moment. Denn mir wurde

klar, dass das nicht ich bin, die sich verändert, sondern dass hinter meiner Veränderung eine zyklisch wirksame Krankheit steckt. Diese Erkenntnis tat zugleich extrem weh: Ich hatte gut sechs Jahre gelitten, auf Chancen verzichtet, Menschen gemieden. Jeden Monat war ich gut die Hälfte der Tage nicht ich – und damit jemand, die ich nie sein wollte.«

Meine Patientin Kerstin B.

In meiner Praxis hat sich zudem sehr gut bewährt, dass nicht nur die betroffene Frau ihren Zyklus trackt, sondern dass gerne auch ein Mensch aus ihrem engsten Umfeld, beispielsweise ihr:e Partner:in mit ihrer:seiner Einschätzung, dabei ist. Dies empfehle ich, weil den betroffenen Frauen unter dem Einfluss ihrer PMDS mitunter gar nicht bewusst wird, wie diese sie psychisch verändert.

»Anfangs überraschte uns der allmonatliche Stimmungsumschwung bei Kerstin jedes Mal aufs Neue. Mit der Zeit entwickelte ich immer feinere Antennen: Damit erkannte ich erste Anzeichen schon, bevor diese Kerstin gewahr wurden. Ich zählte eins und eins zusammen und fragte sie dann, ob wir uns wieder in dieser ›besonderen Zyklusphase‹ befinden. Die ersten Male reagierte Kerstin noch recht ungehalten mit einem ›Sei still …!‹ Als sie dann ihren Zyklus trackte und ziemlich schnell auch meine Beobachtungen abfragte, reichte uns ein Blick auf den Kalender: ›Es war mal wieder so weit.‹ Spannend für uns beide war, dass wir Kerstins Befinden teils sehr unterschiedlich bewerteten. Ich empfand manches Symptom deutlich stärker als sie. Insgesamt erleichterte der Zyklustracker es uns, miteinander zu kommunizieren, denn er zeigte uns mit der Zeit zumindest ungefähr an, wann wir mit den zyklischen Veränderungen rechnen konnten.«

Davide B., Mann meiner Patientin Kerstin B.

Wenn meine Patientinnen skeptisch sind, ob ein Zyklustracker sie weiterbringt, werfe ich gerne die folgenden Argumente pro Symptomtracking in die Waagschale:

- Das Zyklusgeschehen wird damit offensichtlich. Das mit dem Tracking entstehende Zyklustagebuch hilft mir als Fachärztin, dem Wesen des Zyklus auf die Spur zu kommen. Anhand der Daten kann ich eine sicherere Diagnose stellen und eine passgenaue Behandlung wählen.
- Ein mit Sorgfalt erstelltes Zyklustagebuch hilft mir, ein PMS oder eine PMDS klar von anderen Erkrankungen abzugrenzen. Das beugt Fehldiagnosen und Fehlbehandlungen vor.
- Meiner Patientin bringt ein Zyklustagebuch eine gewisse Vorausschau auf das, was – auf Basis der Erfahrungen aus vorhergehenden Zyklen – an Beschwerden im kommenden Zyklus zu erwarten ist. Das hilft, den Alltag passend zum Zyklusgeschehen zu planen.[27]

»Schwarz auf weiß zu sehen, wann sich die monatlichen PMDS-Symptome einstellen und wie sie sich dynamisch ›aufbauen‹ – das brachte große Erleichterung in den Alltag unserer Beziehung. Wir konnten meine krankheitsbedingten Stimmungsschwankungen beim Planen gemeinsamer Unternehmungen berücksichtigen. Das nahm großen Druck auf beiden Seiten: Ich musste mich nicht verstellen, und Davide musste mich nicht wie ein rohes Ei behandeln.«

Meine Patientin Kerstin B.

»Anfangs nahm ich Kerstins ›prämenstruelle Persönlichkeit‹ sehr persönlich. Meine Stimmung litt darunter. Ich fühlte mich unsicher und stellte infrage, dass sie mich überhaupt noch liebte. Ich konnte damit nicht umgehen. Das änderte sich mit dem

Wissen um die PMDS hinter ihrem Verhalten. Ich sage mir heute, dass meine Frau mich liebt – und greife in das Glas voller Zettelchen mit Liebeserklärungen, das sie mir für den ›Notfall‹ überreicht hat.«

Davide B., Mann meiner Patientin Kerstin B.

- Vor allem aber sage ich meinen Patientinnen, dass sie dank des Zyklustrackings ihren Körper, ihren Zyklus und ihr PMS beziehungsweise ihre PMDS besser verstehen. Und dieses Verständnis ist immens wichtig, um wieder eins zu werden mit sich selbst. Ich spreche Tag für Tag mit Frauen, die mittlerweile von weit her zu mir kommen, weil sie am Ende sind. Alle diese Frauen sitzen vor mir und berichten mir weinend von ihrem Leben mit ihren zyklusbedingten Beschwerden. Viele haben jahrelanges Leid hinter sich. Sie hassen ihren Körper, weil er etwas tut, was sie sich nicht erklären können.

»Heute saß eine Frau bei uns im Wartezimmer. Klein und schmächtig. Sie wirkte wie innen hohl. Nur noch Hülle. Eingefallen. Als würde sie in sich selbst versinken wollen. Ihre Stimme zitterte bei der Anmeldung, genauso wie ihr Körper. Ohne Unterlass. Sie quetschte einen Stressball in ihren Händen, mal mit links, mal mit rechts. Er wanderte hin und her. Langsam schlurfte sie ins Besprechungszimmer. Die Augen immer am Boden. Fast hätte ich sie nicht erkannt, als sie wieder rauskam. Sie war um etliche Zentimeter gewachsen. Ging aufrechter. Die Tränen liefen ihr zwar noch über die Wangen. Doch sie schaute mich plötzlich an, lächelte fast unmerklich und machte einen neuen Termin aus. Ihre Stimme klang fester, klarer.«

Birgit Uhl, meine Ordinationsassistentin

Wenn ich die Frauen dann zu PMS und PMDS aufkläre, weinen viele – diesmal jedoch vor Freude. Endlich sehen sie einen Weg, ihren Beschwerden auf die Spur zu kommen und diese zu behandeln. Ich sage meinen Patientinnen immer, dass ihr Körper jetzt dringend ihre Zuwendung braucht. Die meisten schauen mich dann groß an. Sie hatten gar nicht bemerkt, dass sich Kopf und Körper entzweit hatten. Was sie brauchen, ist Verbindung. Ein neues Bündnis mit sich selbst. Der Körper ist kein Feind, sondern ein Freund. Vor den Frauen liegt damit Arbeit, denn die braucht es, um sich mit dem Körper (wieder) auszusöhnen und sich (wieder) mit ihm zu befreunden. Der wird nicht von heute auf morgen zum besten Freund. Doch Geduld und Beharrlichkeit zahlen sich aus, versprochen!

PMDS-Diagnose nach internationalem Maßstab

Überwiegen die psychischen PMS-Beschwerden die körperlichen, muss ich zum Diagnosestellen prüfen, ob die Patientin an einer PMDS leidet. Dafür nutze ich auch die ICD-Codierung. Das ist eine von der Weltgesundheitsorganisation (»World Health Organization«, WHO) entwickelte und weltweit genutzte Verschlüsselung von Diagnosen – mit Codes für Krankheiten, Symptome, Befunde, soziale Umstände und äußere Ursachen von Verletzungen oder Erkrankungen. Die Buchstaben ICD stehen für »International Classification of Diseases«, die Langform: »International Statistical Classification of Diseases and Related Health Problems«, was auf Deutsch bedeutet: »Internationale statistische Klassifikation der Krankheiten und verwandter Gesundheitsprobleme«. Um beim Diagnostizieren ganz sicherzugehen, greife ich zudem gerne nach dem international anerkannten und verwendeten DSM-5[56]. Das ist die aktuelle fünfte Auflage (Stand 2022) des »Diagnostisch-statistischen Manuals psychischer Störungen«. Dessen Herausgeberin ist die US-amerikanische Psychiatrische Gesellschaft (APA).

Mit diesen beiden Diagnosesystemen wende ich mich der Frau vor mir zu. Zentral für meine Diagnose einer PMDS nach der ICD-11 (11. Auflage der ICD) ist, dass mindestens

- ein affektives Symptom wie Stimmungslabilität, Gereiztheit, depressive Verstimmung oder Angst
- und ein weiteres körperliches (somatisches) und/oder geistiges (kognitives) Symptom wie deutlicher Energieverlust, Gelenkschmerzen, Brustspannen, übermäßige Schläfrigkeit (Hypersomnie), übermäßiges Essen oder Konzentrationsprobleme auftreten.

Um die psychischen Beschwerden, die die Frau erlebt, für mich und auch für sie selbst klar benennen zu können und somit auch greifbar zu machen, ist die sehr gute Beschreibung, die die DSM-5 bietet, äußerst hilfreich:

1. deutliche Affektivität (Stimmungsschwankungen, plötzliche Traurigkeit, Weinen, gesteigerte Empfindlichkeit gegen Zurückweisung)
2. deutliche Reizbarkeit oder Wut oder vermehrte zwischenmenschliche Konflikte
3. deutliche depressive Verstimmung, Gefühl von Hoffnungslosigkeit, selbstherabsetzende Gedanken
4. deutliche Angst, Anspannung und/oder Gereiztheit und Nervosität
5. verringertes Interesse an üblichen Aktivitäten wie Schule, Arbeit, Freund:innen, Hobbys

6. Gefühl, sich nicht konzentrieren zu können
7. Lethargie, leichte Ermüdbarkeit oder deutlicher Energieverlust
8. deutliche Appetitveränderung, Überessen oder außergewöhnliche Gelüste nach bestimmten Lebensmitteln
9. Schlafstörungen (Insomnie) oder Hypersomnie
10. Gefühl, überwältigt zu werden oder die Kontrolle zu verlieren
11. körperliche Symptome wie empfindliche Brüste, Brustschwellungen, Gelenk- oder Muskelschmerzen, sich »aufgedunsen« zu fühlen, Gewichtszunahme

Ganz wichtig für meine ganzheitliche Diagnose ist, ob die Frau einen starken Leidensdruck hat und/oder ihr Alltag vom Zyklusgeschehen beeinträchtigt wird. Hier geht es mir vor allem um Abstriche, die die Frau im privaten und beruflichen alltäglichen Miteinander mit Menschen in ihrem Umfeld macht.

Abgrenzung von PMS und PMSD zu psychischen Erkrankungen

Die psychischen Beschwerden, die Frauen mit PMS und PMDS erleben, ähneln Beschwerden, die auch andere psychische Erkrankungen mit sich bringen. Das birgt ein Risiko für Fehldiagnosen und damit auch für Fehlbehandlungen. Beides geht zulasten der betroffenen Frauen, denn sie leiden unterdessen weiter – ohne von einer wirksamen Behandlung zu profitieren. Die deutsche PMDS Hilfe e. V. beziffert die durchschnittliche Zeitspanne bis zur richtigen PMDS-Diagnose auf zwölf Jahre[23].

Häufige psychische PMDS-Begleiterkrankungen

Eine PMDS tritt nicht selten mit einer anderen psychischen Erkrankung zugleich auf. Dieses Phänomen wird auch Komorbidität genannt. Zu den häufigsten psychischen Begleiterkrankungen einer PMDS zählen die folgenden, wobei die Prozentzahlen die Komorbidität angeben:

- Affektive Störung und Angststörung[6], insbesondere Generalisierte Angststörung[57] (14 Prozent)
- Posttraumatische Belastungsstörung (PTBS[58, 59])
- zyklisch Affektive Störung: saisonale Affektive Störungen (46 Prozent) und Bipolare Störung (15 bis 27 Prozent[53])

In diesem Zusammenhang muss ich kurz auf ein weiteres prämenstruelles Phänomen zu sprechen kommen:

Was ist PME?

Als Fachärztin für Frauenheilkunde und Geburtshilfe bin ich für Frauen mit insbesondere psychischen Beschwerden, die im Zusammenhang mit dem Zyklusgeschehen erlebt werden, meist die erste ärztliche Anlaufstelle.
Ich arbeite im persönlichen Gespräch heraus, ob die um Rat und nach Hilfe suchende Frau an einer psychischen Erkrankung wie Depression, ADHS (Aufmerksamkeitsdefizit-/Hyperaktivitätsstörung) oder einer Angststörung leidet. Das ist einfach, wenn die Frau bereits eine solche Diagnose hat, und schwierig, wenn nicht. Fakt ist nämlich, dass Frauen mit einer psychischen Erkrankung mitunter erleben, dass sich deren Symptome verändern – und zwar im Takt, den der monatliche Zyklus vorgibt. Häufig verschlimmern sich

die Symptome in der zweiten Zyklushälfte. Ist das der Fall, sprechen wir von einer Prämenstruellen Exazerbation (PME).

Um der leidenden Frau möglichst rasch die richtige Diagnose geben und ihr die passenden Behandlungsmöglichkeiten aufzeigen zu können, muss dann geklärt werden, was die Grunderkrankung ist: entweder die PMDS oder die bereits bekannte beziehungsweise noch unbekannte psychische Erkrankung. Das kann ich als Gynäkologin nicht immer allein herausfinden, deshalb setze ich zunehmend auf enge Kooperationen mit Kolleg:innen mit psychotherapeutischer Expertise. Ich habe vor einiger Zeit angefangen, aktiv nach Anlaufstellen für meine Patientinnen zu suchen, und baue mir ein eigenes PMDS-Netzwerk auf. Das ist wichtig, damit die Frauen bei Fachleuten landen, die ihre PMDS verstehen und ein offenes Ohr für sie haben.

Zum Merken:

1. PMS und PMDS werden vor allem anhand der individuellen Krankheitsgeschichte und Symptomatik während des Zyklusverlaufs diagnostiziert.
2. Für die Diagnose ist ein Zyklustracking über sechs Monate hilfreich, das körperliche wie psychische Beschwerden detailliert aufzeigt.
3. Bei der Diagnose einer PMDS sind andere mögliche psychische Erkrankungen auszuschließen, da diese die PMDS beeinflussen können – und umgekehrt.

PMS und PMDS – unerwünschte Lebens-abschnittsbegleiter:innen

»Patientinnen mit leichten Zyklus-, PMS- oder PMDS-Beschwerden müssen sich darauf gefasst machen, dass sich diese noch verschärfen, wenn sie ein Kind geboren haben oder in die Wechseljahre kommen. Bei anderen lösen Schwangerschaft und Geburt beziehungsweise Wechseljahre ein PMS oder eine PMDS erst aus. Doch ganz gleich, was hier was triggert – die doppelte Belastung, die das mit sich bringt, zehrt stark an Nerven und Kräften betroffener Frauen.«

Dr. med. Jael Bosman

Nach der Pubertät ist eine Schwangerschaft das nächste Großereignis für den weiblichen Körper. Es bringt drastische Veränderungen des Hormonhaushaltes mit sich, die sogar den Zyklus außer Kraft setzen – die Regelblutung bleibt aus. Bei den meisten meiner Patientinnen mit PMS und PMDS fallen damit auch die zugehörigen Beschwerden weg. Aber: Nach der Geburt beobachte ich bei vielen, dass sich entweder ihre zuvor leichten Zyklusbeschwerden zu einem PMS entwickeln oder sich ihr PMS zu einer PMDS steigert.

Ähnliches gilt für meine älteren PMS- und PMDS-Patientinnen, die ihre Wechseljahre erleben. Auch hier sorgen die hormonellen Veränderungen dafür, dass manche Frauen, die zuvor nur leichte Anzeichen eines PMS oder einer PMDS hatten, plötzlich darunter mehr leiden. Bei anderen hatten die zugehörigen Beschwerden bereits nachgelassen und leben überraschend wieder auf.

PMS und PMDS während und nach einer Schwangerschaft

Mit Beenden der Schwangerschaft wechselt der Körper wieder in seinen zyklischen Modus. Das braucht seine Zeit. Stillt die Frau, verzögert sich das Ganze entsprechend.
Die sechs bis acht Wochen nach der Geburt, das sogenannte Wochenbett, sind eine Zeit, die die Frauen herausfordert, da sich ihr Körper und auch ihr soziales Leben stark verändern. Das nimmt auch die Psyche mit: Viele Frauen, zwei Drittel bis vier Fünftel[60], reagieren auf die Veränderungen mit einem sogenannten Baby Blues – sie weinen gelegentlich und erleben Stimmungsschwankungen, ohne genau zu wissen, warum. Klingt der Baby Blues nach ein bis zwei Wochen nicht wieder ab, sollten die Frauen mit ihrer Hebamme oder ihren Gynäkolog:innen sprechen: Denn jede fünfte bis siebte Frau entwickelt nach der Geburt eine Wochenbettdepression (postpartale Depression). Diese wird von mehreren Faktoren verursacht, ist also multifaktoriell. Laut Studien treten bei Frauen, die vor der Schwangerschaft schon an einer Depression litten, um die Geburt herum (perinatal) doppelt so häufig Symptome einer Depression auf wie bei Frauen ohne eine vorhergehende Depression. Und bei Frauen, denen PMS oder PMDS vor der Schwangerschaft schon zu schaffen machten, stellte man eine erhöhte Wahrscheinlichkeit dafür fest, dass sie in der späten Schwangerschaft oder nach der Geburt Anzeichen von Depressionen haben.[61]

»Ich hatte nie Beschwerden mit meinem Zyklus. Im Gegenteil – ich habe mich als Jugendliche immer gefeiert, wenn ich meine Tage bekam. Ich fühlte mich dann so lebendig und kreativ. In den Monaten vor meiner Schwangerschaft, da war ich 29, bemerkte ich erstmals leichte Anzeichen eines PMS,

unter anderem Heißhunger. Während der Schwangerschaft erlebte ich Stimmungsschwankungen wie jede Schwangere – dachte ich zumindest. Erst als ich meine schwangeren Freundinnen fragte, ob sie auch immer wieder diese Aggressionen spüren würden, und alle nur den Kopf schüttelten, achtete ich bewusster darauf. Nach der Geburt und Stillzeit und mit der Rückkehr des Zyklus setzten dann PMS-Symptome ein, wie ich sie nie zuvor hatte, unter anderem extremer Nachtschweiß. Zudem baut sich jeden Monat zur Blutung hin eine Gefühlslage auf, die ich mit impulsiv, aggressiv und wütend beschreiben würde. Und jedes Mal mündet die in Verzweiflung und Erschöpfung.«

Meine Patientin, die ungenannt bleiben möchte

Werden meine PMS- und PMDS-Patientinnen schwanger, spreche ich mit ihnen diesbezüglich ganz offen: Ich weise sie auf die höhere Wahrscheinlichkeit einer Schwangerschafts- oder Wochenbettdepression hin, und wir verabreden eine genaue Beobachtung möglicher Anzeichen und rasches Handeln. Allein meine Offenheit und die Zusage meiner fachlichen Unterstützung erleichtert die Frauen sichtlich. Sie fühlen sich dank dessen nicht alleingelassen.

PMS und PMDS während der Wechseljahre

Die Wechseljahre sind dann das für jede Frau letzte hormonelle Großereignis. Der weibliche Körper wechselt dabei vom fruchtbaren in den unfruchtbaren Modus – ein Vorgang, der sich ähnlich wie die Pubertät über bis zu 13 Jahre hinziehen kann[62] und mit dem natürlichen Alterungsprozess einhergeht. Im Mittel erreichen Frauen heute mit 49 Jahren[1] die Menopause, also den Zeitpunkt, an dem ihre letzte Regelblutung ein Jahr her ist. Diesem Zeitpunkt geht die Perimenopause voraus, die mindestens vier bis fünf Jahre andauert und dem Großteil der Frauen Beschwerden macht. Auf die Menopause folgt dann die Postmenopause.

Die hormonellen Umstellungen, die hinter den Wechseljahren stecken, bescheren den Frauen einen bunten Mix an körperlichen und psychischen Beschwerden, darunter Hitzewallungen, nächtliches Schwitzen, Muskel- und Gelenkschmerzen, Herzklopfen, Herzrasen, Müdigkeit, Schlafstörungen, Stimmungsschwankungen, Depressionen, Ängstlichkeit, Reizbarkeit, Vergesslichkeit, Verwirrtheit, Gehirnnebel, Konzentrationsschwäche, trockene Haut und Schleimhäute, nachlassende sexuelle Lust (Libidoverlust).

Acht von zehn Frauen erleben solche Symptome im Wechsel, bei einem Drittel von ihnen sind diese laut der Deutschen Menopause Gesellschaft e. V. so schwer, dass sie die Lebensqualität und die Funktionsfähigkeit dieser Frauen im Beruf und Alltag stark einschränken. Von meinen Patientinnen erlebt keine einen komplett beschwerdefreien Wechsel. Im Gegenteil: Sie kommen alle mit teils schwerwiegenden Beschwerden bei mir an. Ich höre sie buchstäblich stöhnen, wenn sie in den Stuhl vor meinem Schreibtisch sinken, und weiß genau, wie sie sich fühlen: Es ist nicht immer leicht, eine Frau zu sein. Ihre Geschichten ähneln sich stark. Viele stehen beruflich in ihrem Zenit, auch daheim sind wichtige Meilensteine erreicht: Die Kinder sind aus dem Gröbsten raus, manche sogar schon aus dem Haus. Die Frauen hätten endlich Zeit, aufzuatmen, sich neu auszurichten, sich neu aufzustellen. Käme da nicht der Wechsel, der sie körperlich und psychisch aus dem Gleichgewicht bringt.

Für die Wechseljahresbeschwerden ist vermutlich der extrem schwankende Östrogenspiegel verantwortlich. Er schwankt so sehr, weil die alternden Eierstöcke nach und nach die Östrogenproduktion einstellen – was jedoch kein steter, linearer Prozess ist, sondern ein teils chaotisches Auf und Ab. Dahinter stecken Anstiege der Hormone FSH und LH, die den Eierstöcken »befehlen«, was sie tun sollen. Dem jeweils stärkeren Befehl kommen die Eierstöcke nach – und produzieren in den Eibläschen teils sehr hohe Östrogenspiegel. Die betroffenen Frauen merken das unter anderem an einer ganzheitlichen Anspannung des Körpers, insbesondere an sehr spannenden Brüsten. Naht die Blutung, fallen diese Östrogenspiegel wieder ab. Die Folge: Hitzewallungen und Schweißausbrüche[62]. Während eine Studie aktuell untersucht, wie die Abnahme des Östrogens die kognitive Leistungsfähigkeit der Frauen schwächt[63], liegen bei einer anderen Studie[64] diesbezüglich bereits Ergebnisse vor: Demnach gibt es einen signifikanten Zusammenhang zwischen starken Wechseljahresbeschwerden und kognitiver Beeinträchtigung.

Auch der sinkende Gestagenspiegel spielt für das Zustandekommen der Wechseljahresbeschwerden eine Rolle: Der Körper bildet das Gelbkörperhormon nur nach einem Eisprung in größerer Menge. In den Jahren vor der letzten Regelblutung einer Frau werden die Eisprünge jedoch immer seltener. Das bedeutet, dass eine Frau in ihren Vierzigerjahren einen sich mit extremen Hormonschwankungen verabschiedenden Zyklus erlebt und damit meist ebenso extrem schwankende PMS- beziehungsweise PMDS-Beschwerden, die von der Perimenopause entweder gemildert oder sogar noch verstärkt werden können. Schlimmstenfalls rutscht die Frau in eine perimenopausale Depression. Dies insbesondere dann, wenn sie zuvor schon depressive Episoden hatte.

»Meine erste Periode bekam ich mit zwölf, mein Zyklus war immer unregelmäßig. Ich hatte von Anfang an starke körperliche PMS-Beschwerden und immer ein, zwei ›melancholische Tage‹ kurz vor der Regel. Zur Zyklusregulation verschrieb man mir sehr früh die ›Pille‹. Als ich die mit Anfang 30 absetzte, um schwanger werden zu können, erlitt ich zunächst sechs Fehlgeburten. Dann glückten drei Schwangerschaften. Nach der dritten war ich zum ersten Mal dauertraurig, ein Gefühl, das ich nur schwer loswurde. Nach weiteren fünf Fehlgeburten klappte eine vierte Schwangerschaft mit 42. Nachdem ich Kind Nr. 4 mit 46 abgestillt hatte, erlebte ich das erste Mal in meinem Leben einen regelmäßigen Zyklus – und mit nur milden PMS-Beschwerden. Den feierte ich so was von! Ich dachte mir: ›Geht doch!‹ und ›So leicht kann's also auch sein!‹, und schaute wehmütig auf mein junges Ich zurück, das mein verrückter Zyklus oft sehr gequält hatte. Doch mein spätes Zyklusglück war nur von kurzer Dauer: Starke Wechselbeschwerden überfielen mich, als ich 47 wurde. Zuerst kam Nachtschweiß, dann auch brutale Erschöpfung. Und jetzt mit 54 – und immer noch regelmäßiger Blutung mit kaum körperlichen Beschwerden – machte ich erstmals eine monatelange depressive Episode durch. Trostlos, traurig, grau – so wurde meine Welt. Eine Hormonersatztherapie lichtete das Grau in Grau zwar, aber zur Blutung hin wird es regelmäßig dunkler. Es fühlt sich an, als würden in meinem Körper zwei Systeme miteinander ringen: Der Zyklus, der regelmäßiger kaum laufen könnte, verwehrt den Wechseljahren mit aller Kraft ihren Auftritt. Und diese bieten an Psychoterror auf, was geht, um den Zyklus auszuschalten. Ein Systemkampf, der mich gerade alles kostet – und zu einer Frau macht, die ich nicht mag.«

Meine Mitautorin Doreen Brumme

Zum Merken:

1. PMS und PMDS können von den hormonellen Großereignissen Schwangerschaft und Geburt sowie Wechseljahre ausgelöst oder verstärkt werden. Dass die zugehörigen Beschwerden sich nach den hormonellen Umstellungen mildern, ist eher selten.
2. Frauen mit ausgeprägter PMS und PMDS im Allgemeinen und depressiver Vorgeschichte im Besonderen sind deshalb eher gefährdet, eine Depression in der späten Schwangerschaft, nach der Geburt oder in der Perimenopause zu entwickeln.
3. Es ist wichtig, dass Frauen sich selbst ganzheitlich sehen und verstehen und auch von ihren Fachärzt:innen ganzheitlich gesehen und verstanden werden: Ein Besuch bei mir in der gynäkologischen Praxis dreht sich immer um die körperliche *und* die mentale Gesundheit der Patientin.

Die PMDS ist eine gynäkologische Erkrankung

»Auch mich bringt die PMDS immer wieder an die Grenzen meines Ärztinnenlateins. Ich kann nicht jeder Frau helfen. Doch selbst die Frauen, bei denen keine therapeutische Maßnahme zufriedenstellend anschlägt, gehen wissender nach Hause, als sie zu mir kamen. Sie wissen endlich, was sie haben: PMDS. Sie wissen, dass dies eine gynäkologische Erkrankung ist, die körperliche Ursachen hat, und dass sie sich diese nicht einbilden. Sie wissen, was wann und warum auf sie zukommen kann – und das erleichtert ihnen die Bewältigung der PMDS-Symptome. Genauso wichtig jedoch ist, dass sie sich von mir ernst genommen fühlen.«

Dr. med. Jael Bosman

Im Adressverzeichnis, das der Verein PMDS Hilfe auf seiner Internetseite[65] veröffentlicht, bin ich die einzige PMDS-Spezialistin in Österreich. Das spricht sich herum: Die Zahl der Frauen, die wegen ihrer prämenstruellen Probleme in meine Sprechstunde kommen wollen, wächst zusehends, sie kommen mittlerweile aus ganz Österreich angereist. Auch das ist übrigens ein Grund, warum ich dieses Buch schreibe. Denn damit erreiche ich hoffentlich viel mehr Frauen, als ich es persönlich vermag.
Ich bin froh, dass es inzwischen solche Listen gibt, sodass Frauen mit PMDS eine Anlaufstelle haben. Meine Spezialisierung auf das Thema PMS und PMDS ist meine Reaktion auf das Leid, mit dem Tag für Tag Frauen zu mir kommen: Ich sehe sie. Ich höre ihnen zu. Ich nehme sie ernst. Das ist meine Aufgabe. Ich beobachte die Leid bringenden Sympto-

me. Wenn ich PMS- und PMDS-Muster erkenne, gehe ich diesen auf den Grund, um das Leid der Frauen zu lindern. Nicht mehr, nicht weniger. Ich bin selbst Praktikerin, keine Wissenschaftlerin.
Bei meiner Auseinandersetzung mit PMS und PMDS bin ich auch auf historisch gewachsene Zusammenhänge gestoßen, über die ich in diesem Buch sprechen muss: Denn der Weg, den Frauen wegen ihrer PMS und PMDS gehen, bis sie endlich eine Diagnose und damit Behandlungsoptionen erhalten, ist auch deshalb so lang und leidvoll, weil die Frauenmedizin lange Zeit ein Nischendasein fristete.

Frauengesundheit – gestern und heute

Frauen hatten und haben teils heute noch in der Medizin nicht den Stellenwert, den Männer genießen. Das hat gesellschaftssystemische Ursachen und wirkt sich auf alle Ebenen aus, die Gesundheit ausmachen: körperliche, psychische und soziale. Die Andersbehandlung führte unter anderem dazu, dass Weiblichkeit und damit auch der weibliche Zyklus trotz ihrer Natürlichkeit diskriminiert, tabuisiert, stigmatisiert und mystifiziert wurden und werden.
Die Kluft zwischen den Geschlechtern, die sich durch unsere Gesellschaft zieht, wenn es um die Gleichstellung von Frauen und Männern geht, lässt die Medizin nicht aus: Die Gender Health Gap resultiert daraus, dass der Gesundheit von Frauen weder in Theorie noch Praxis dieselbe Bedeutung beigemessen wird wie der von Männern. Schlimmer noch: Frauen wurden in der Medizin lange gar nicht oder nur als »Männer« mitgedacht: Medizinische Ausbildung, Forschung[66] und Praxis fanden bis weit in das 20. Jahrhundert nahezu ausschließlich aus Sicht von Männern statt. Der

sogenannte Male Gaze steckt bis heute in Lehrplänen, im Praxis- und Klinikalltag, in Forschungslaboren, in Diagnostik und Therapie. Frauenmedizin ist eine Nische – ihre systemische Aufwertung eine Notwendigkeit, die heute von vielen Seiten gefordert wird[67]. Die Gender Data Gap, also die Lücke zwischen verfügbaren geschlechtsspezifischen Daten, klafft auch in der Medizin.

Ein aktuelles Beispiel dafür ist die »Wiederentdeckung« eines weiblichen Organs, die im Sommer des Jahres 2025 in den Medien die Runde machte: Das sogenannte Rete ovarii (Eierstocknetz) ist Teil der Geschlechtsorgane weiblicher Säugetiere und mit den beiden Eierstöcken verbunden. Als ein sogenanntes Hilum bildet es eine Art »Pforte« für Blutgefäße und Nerven in die Eierstöcke. Entdeckt wurde das Rete ovarii bereits im Jahr 1870[68] – und blieb dennoch lange Zeit unbeachtet, weil man analog zum männlichen Rete testis des Hodens[69] bis in die 2020er-Jahre davon ausging, dass es sich im Laufe eines Menschenlebens zurückbilden würde und funktionslos wäre. Erst im Jahr 2022 stießen Forschende wieder auf das Rete ovarii, und im Jahr 2025 konnten sie mit einer Studie[70] belegen, dass es das ganze Leben lang erhalten bleibt, sich nicht zurückbildet und eigene Funktionen hat. Vermutlich – und deshalb ist es ein in dieses Buch durchaus passendes Beispiel für die Gender Health Gap – beeinflusst das Rete ovarii unter anderem den weiblichen Hormonhaushalt. Ich bin sehr gespannt, was die Forschung dazu noch herausfindet.

Noch erleben Frauen zudem eine Ungleichbehandlung im Gesundheitsbereich, die auch dazu führt, dass sie schlechter medizinisch versorgt werden als Männer. Dies zeigen aktuelle Studiendaten wie aus Israel und den USA, die von mehr als 20 000 ausgewerteten Patient:innenakten stammen[71]: Demnach bekamen Frauen (38 Prozent) in Notaufnahmen seltener Schmerzmittel als Männer (47 Prozent). Und sie mussten im Schnitt 30 Minuten länger auf ihre Behandlung warten als diese.

Die geschlechtsspezifisch unterschiedliche Behandlung von Schmerzen wird als Gender Pain Gap bezeichnet. Sie steht dafür, dass Frauen seltener geglaubt wird, dass sie leiden, ihre Schmerzen weniger ernst genommen und ihre chronischen Schmerzen seltener behandelt werden.

Gender Health Gap, Gender Pain Gap und Gender Data Gap gehen zulasten der Gesundheit von Frauen. Die Krankheitslast bei Frauen ist höher als bei Männern: Der Gender-Health-Gap-Report 2024 des Weltwirtschaftsforums und des McKinsey Health Institute im Rahmen der Women's Health Initiative des Forums beispielsweise zeigt die Lage in rund 150 Ländern auf. Demnach leben Frauen deshalb weltweit durchschnittlich um 25 Prozent weniger Jahre bei guter Gesundheit als Männer[72]. Als Frau und als Frauenmedizinerin arbeite ich täglich daran, diese Gaps zu schließen. Dabei hilft ein Blick in die Medizingeschichte, denn er zeigt, warum die Frauenmedizin ein Nischendasein führt.

Vom Verkennen und Erkennen der weiblichen Natur

Die Schlechterstellung der Frauen begann vor etwa 12 000 Jahren mit der Neolithischen Revolution, als die Sippen von Jägerinnen und Jägern sowie Sammlerinnen und Sammlern sesshaft wurden[73]. Gegen die bis dahin geltende Solidarität der Geschlechter setzte sich schleichend die Dominanz der Männlichkeit durch. Um die damit einhergehende Unterdrückung der Frau zu legitimieren, erklärten Männer die von ihnen installierte Ungleichheit der Geschlechter zunächst als naturgegeben, später sogar als gottgewollt. Im Altertum schon war vom »schwachen Geschlecht« die Rede, wenn es galt, Frauen auszuschließen. Die Folge: eine Ein-Geschlechterordnung mit dem Mann als das universelle Eine und der Frau als ihm untergeordnetes zweitklassiges, irrationales Objekt[74].

Die Menstruation, so beschrieben es Männer des Altertums, darunter Aristoteles (384 bis 322 v. Chr.), sei das Ergebnis der Unfähigkeit der Frau, Samen zu produzieren[75]. Sie sei deshalb ein Mangelwesen, ihre Organe seien minderwertig[76]. Damit nahm man der Frau ihren Wert, sprach ihr eine Beteiligung an der Zeugung neuen Lebens ab. Stattdessen spaltete man das Weibliche: Es wurde einerseits negiert, andererseits tabuisiert. Pythagoras (ca. 580 bis 496 v. Chr.) hielt das Menstruationsblut für einen »Überschuss an Nahrung« im weiblichen Körper – also überflüssiges Blut, das regelmäßig ausgeschieden werden müsse. Auch Hippokrates (ca. 460 bis 377 v. Chr.) sah in der Monatsblutung eine Entlastung, ein »Ablaufen des Überflüssigen«. Er ging davon aus, dass die Gebärmutter dank ihrer Beweglichkeit wandere und dabei das Unreine des ganzen Körpers aufnehme und allmonatlich ausscheide. Diese Ansichten von der Menstruation als ein notwendiger Reinigungsprozess fußten auf der antiken Viersäftelehre (Humoralpathologie), der zufolge Gesundheit auf einem ausgewogenen Verhältnis der vier Körpersäfte Blut, Schleim, gelber Galle und schwarzer Galle basiert, während deren Ungleichgewicht als Ursache für Krankheit galt. Menstruationsblut war nach dieser Logik ein bloßes Abfallprodukt[77].

Von Abfall zu Unreinheit im Sinne von »schmutzig« und »unsauber«[78] muss man nicht weit denken. Kein Wunder, dass Menstruationsblut seit der Antike als unrein gilt[79] – eine Unreinheit, die auch die menstruierenden Frauen beschmutzt. Die drei großen Weltreligionen stützen diese Ansichten in ihren Heiligen Schriften: Judentum (Tora, Altes Testament, Buch Leviticus 15,19 bis 28[80]), Christentum (Bibel, Altes Testament, 3. Mose 15, 19 bis 24[81]), Islam (Koran, Sure 2 »Die Kuh«, Vers 222[82]).

Die Ansicht, dass das Menstruationsblut unrein ist, gipfelte schließlich darin, es für giftig zu erklären. Ein Verständnis, das sich über Jahrhunderte hielt. Anfang des 20. Jahrhunderts bekam das Ganze dann sogar einen Namen: Menstruationsgift (Menotoxin[83]). Das sollte demnach in Schweiß und Blut menstruierender Frauen stecken und wurde bis weit in die 1970er-Jahre immer wieder diskutiert, gleichwohl es bis heute keinen wissenschaftlichen Hinweis darauf gibt[84, 85].

Die Attribute »unrein« und »giftig«, die dem Menstruationsblut zugeschrieben wurden, führten auch dazu, dass das Menstruationsblut bei den Menstruierenden selbst wie bei ihren Mitmenschen Gefühle von Abscheu[86] und Ekel hervorrief – ein Ekel, der bis heute Berührungsängste schürt und soziale Ausgrenzung zur Folge hat. Viele Menschen, sogar die Menstruierenden selbst, machen einen Unterschied zwischen jeglichem Körperblut und Regelblut[87].

Unrein und giftig – indem man die Regelblutung und die regelmäßig blutenden Frauen mit diesen Attributen verurteilte, wurde ein Grundstein für die bis heute andauernde Frauenfeindlichkeit[88] gelegt. Man war überzeugt, dass der Kontakt mit einer menstruierenden Frau negative Folgen haben könne: So sollten etwa Most und Wein sauer, Bier ungenießbar, Milch klumpig und junge Pflanzen welk werden. Aus diesem Aberglauben heraus wurden Frauen während ihrer Menstruation häufig von Tätigkeiten ausgeschlossen, bei denen sie mit diesen empfindlichen Gütern in Berührung kamen. Besonders gefürchtet war der sogenannte »böse Blick« menstruierender Frauen, dem nachgesagt wurde, er könne Menschen und Tiere krank machen, Spiegel erblinden lassen und Metall zum Rosten bringen[87]. Dieser Aberglaube hielt sich: Selbst wissenschaftliche Erkenntnisse zum weiblichen Zyklus wie die Entdeckung der weiblichen Eizelle im Jahr 1827[89] entkräfteten ihn nicht wirklich. Die jahrhundertelange Abwertung von Frauen und ihrem natürlichen Frausein wirkt bis heute in unserem Denken und Handeln nach. Verändern ließe sich das mit Wissen. Doch darum ist es eher schlecht bestellt: Ich erlebe in meinem Praxisalltag immer wieder, dass Frauen (zu) wenig über ihren Zyklus wissen oder mit Halbwissen oder gar Fehlinformationen zu mir kommen. Vor mir sitzen Frauen jeden Alters und Bildungsgrades, die sich schwertun, die Beschwerden, die sie zu mir führten, zu benennen: Die einen trauen sich nicht, ihre Beschwerden zu beschreiben oder zu verorten. Den anderen fehlt es tatsächlich an den richtigen Worten dafür. Und manchmal trifft beides zu. Wenn ich dann Sätze wie »Ich habe da … unten … ein …« oder »Könnten Sie mal schauen, ob da …, Sie wissen schon, da …« höre, ermutige ich die Frauen, ihre Beschwerden und den Ort derselben so klar wie möglich zu benennen. Ich verweise darauf, dass ich Frau und Frauenärztin bin und es nach so vielen Berufsjahren kaum etwas gibt, was mir noch nicht untergekommen ist.

Meine Beobachtung bestätigt auch der schon erwähnte Menstruationsgesundheitsbericht: Darin wird der Anteil derjenigen, die sich beim Einsetzen ihrer ersten Menstruationsblutung »gut informiert und darauf vorbereitet fühlten«, mit nur 50 Prozent beziffert. Mehr als ein Viertel der Mädchen und Frauen wusste demnach »nichts Genaues«, hatte aber »schon davon gehört«. Und knapp ein Fünftel war »völlig unvorbereitet«. Aus Erfahrung weiß ich: Unwissen ist häufig mit großem Leidensdruck verknüpft.

Gründe für diese Wissenslücke bei den Frauen von heute gibt es viele. Allen voran mache ich das gesellschaftliche

Tabu dafür verantwortlich, mit dem der weibliche Zyklus und die monatliche Blutung immer noch belegt sind. Auch dazu hat der Menstruationsgesundheitsbericht drei bemerkenswerte Fakten:

- Von den menstruierenden Mädchen und Frauen zwischen 14 und 60 Jahren empfinden gut ein Siebtel die monatliche Blutung als (eher) schmutzig beziehungsweise unrein.
- Sieben Prozent meinen, dass die Menstruationsblutung vor anderen (eher) geheim gehalten werden sollte.
- Und rund acht Prozent sind der Meinung, dass über die Menstruationsblutung (eher) nicht offen gesprochen werden sollte.

Wenn ich in diesem Kapitel schon von Gender Data Gap, Gender Health Gap und Gender Pain Gap geschrieben habe, muss ich auch unbedingt noch die Gender Shame Gap erwähnen. Sie umfasst nämlich auch die Scham, die Frauen wegen ihres Zyklus immer dann empfinden, wenn dieser in irgendeiner Form aus dem persönlichen, privaten Raum heraus öffentlich sichtbar wird. Diese Scham erlebe ich in meiner Praxis täglich. Sie äußert sich hier mit einer Wortkargheit, da mit einem Redeschwall und dort mit an Patzigkeit grenzender Forschheit – je nach Naturell meiner Patientinnen. Wo es den einen an Mut zur Offenheit fehlt, wirken die anderen bemüht offen. Ich schildere diese Beobachtungen hier keinesfalls, um dieses oder jenes Verhalten anzukreiden. Ich habe größtes Verständnis dafür. Vielmehr möchte ich die Frauen ermuntern, mir gegenüber so zu sein, wie sie sind. Keine muss sich bei mir verstellen. Ich bin selbst eine Frau. Ich weiß, wie frau sich auf dem gynäkologischen Untersuchungsstuhl fühlt. Eine meiner Standardansagen ist, mich nicht als Feindin, sondern als Freundin zu sehen.

Mehrere Male pro Sprechtag bitten mich Frauen auch um Entschuldigung – am häufigsten, weil sie blutend zur Untersuchung erschienen sind. Da gibt's meinerseits nichts zu »ent-schulden«, die Blutung ist für mich etwas ganz Natürliches – und sie sollte es auch für die Frauen sein. Und schon gar nicht sollten sich die Frauen deshalb schuldig fühlen.
Mir fällt außerdem auf, dass so manche Frau ihren Körper nicht gut kennt, insbesondere ihre Geschlechtsorgane. Wenn ich sie dann bitte, mir zu zeigen, wo genau sie ihre Beschwerden spürt, bekomme ich zu hören: »Das habe ich mir noch nie angeschaut.« Wenn Frauen zu mir kommen, weil sie zum Beispiel Schmerzen an der Vulva oder in der Vagina haben, drücke ich den Frauen gerne einen Spiegel in die Hand und bitte sie, mit mir zusammen einen Blick auf ihre Vulva und den Eingang ihrer Vagina zu werfen, wobei ich die einzelnen Vulvateile benenne. Mit meiner Unterstützung schieben die Frauen ihre Berührungsängste beiseite. Meine Offenheit wirkt oft ansteckend, nach und nach öffnen sich die Frauen mir gegenüber dann auch.
Auffallend ist, dass Zyklus- und Menstruationsscham Formen von Körperscham sind, die sich gegen die gesunde, natürliche Weiblichkeit richten. Dabei gibt diese den Frauen keinen Grund zur Scham! Männer hingegen empfinden Körperscham häufig bei Ausfällen ihrer gesunden, natürlichen männlichen Körperfunktionen, beispielsweise bei einer Unfähigkeit zur Erektion (Impotenz)[90].
Ihren Zyklus und sämtliche Beschwerden, die dieser mit sich bringt, im Verborgenen zu händeln – zumindest gegenüber Männern –, ist eine historisch gewachsene Verhaltensnorm, die Frauen bis heute mit auf den Lebensweg gegeben wird. Dahinter steckt noch immer eine zweideutige Botschaft: »Schweig darüber und sei stark«. Diese stammt aus dem frühen 20. Jahrhundert und dem damaligen Umgang mit der

Menstruation: »Stell dich nicht an, sprich nicht darüber, und sag vor allem nicht, dass es belastend ist.[91]«

Dass einige meiner Patientinnen mir gegenüber nicht die richtigen Worte für die insbesondere weiblichen Teile ihres Körpers finden, ist auch Zeichen einer Unsicherheit, die aus dem generell noch immer eher verschämten Umgang unserer Gesellschaft mit Sexualität erwächst. On top kommt dazu, dass dieser sich im deutschsprachigen Raum in den – zwar veralteten, aber noch immer weitverbreiteten – Begriffen Schamgegend, Schambereich, Schamhügel, Schambein, Schambeinfuge, Schambogen, Schamhaar, Schambehaarung, Schamlippen ausdrückt. Ich bin froh, dass ich die »schamvollen« Begriffe zumindest teilweise mit »schamlosen« ersetzen kann: Genital- oder Intimgegend beziehungsweise -bereich, Venushügel, Vulvalippen, Intimbehaarung. Als Gynäkologin sehe ich mich hier in einer Schlüsselrolle, denn ich trage dazu bei, dass Frauen sich selbstbewusst entschämen. Sprache schafft schließlich Realität. Und angesichts der vorher genannten Zahlen brauchen Frauen eine neue Realität – eine, in der sie sich trauen, über ihren Körper, ihren Zyklus, ihre Menstruation, ihre PMS- oder PMDS-Symptome offen zu sprechen. Wir dürfen nicht vergessen, dass diese Offenheit zu einem offeneren Umgang mit Frauengesundheit führt und die Gender Health Gap schließen kann.

Die bereits genannten Zahlen zeigen mir auch, dass die Wissenslücke über den weiblichen Zyklus, wie er im Lehrbuch beschrieben wird, groß ist. Doch als noch viel größer erlebe ich die Wissenslücke über den Zyklus im echten Leben, wie ihn jede Frau tatsächlich individuell erlebt – teils mit körperlichen und/oder psychischen Beschwerden, die wegen ihrer Schwere behandlungsbedürftig sind. Das fehlende Wissen wiederum beeinträchtigt die individuelle Bewältigung von

PMS und PMDS – und damit die körperliche und psychische Gesundheit der betroffenen Frauen.
Umso hoffnungsvoller stimmt mich, dass die Weltgesundheitsorganisation die Menstruationsgesundheit im Jahr 2022 als zentrales Gesundheits- und Menschenrechtsthema anerkannte[92]. Denn dank des Konzepts der menstrualen Gesundheit und Rechte werden Zyklus und insbesondere Blutung positiv dargestellt: Menstruationsgesundheit meint demnach ein maximal erreichbares physisches, psychisches und soziales Wohlbefinden. Um das Ziel der gesunden, sicheren und menschwürdigen Menstruation zu erreichen, fordert die WHO alle Staaten auf, mit Menstruationsaufklärung, -produkten und medizinischer Menstruationsversorgung dafür zu sorgen, dass die individuelle Menstruationsgesundheit gesichert wird. Damit normalisierte die WHO die Menstruation als Thema[27].

Vom Verkennen und Erkennen der weiblichen Psyche

Die Rede vom »schwachen Geschlecht« ist jahrhundertealten Ursprungs: So schrieb Ambrosius (339 bis 397 n. Chr.), der Jahrhunderte später »Kirchenvater« genannt wurde, dem Mann die Bezeichnung »Mann« nicht wegen seines starken Geschlechts, sondern wegen seiner »starken Seele« zu. Die Bezeichnung »Frau« stand für ihn für »schwacher Geist«[93].
Damit hat es folgende Bewandtnis: Menstruierende Frauen zeigten damals wie heute auch psychische Symptome im Zyklusverlauf. Waren sie schwanger, fielen diese weg. Das erklärte man sich mit der im Körper der Frau unkontrolliert wandernden Gebärmutter, die auf Altgriechisch »hystera« genannt wurde und monatlich wie vorher bereits beschrie-

ben »unreines« Blut auswarf. Sie wurde zur Ursache der Hysterie bei Frauen erklärt – wobei man die Wanderung der Gebärmutter selbst einem unbefriedigten Sexualleben der Frauen zuschrieb. Die Schwangerschaft galt demnach als gesund, während die Menstruation als chronische Reizung des weiblichen Nervensystems betrachtet wurde.

Erst Sigmund Freud (1856 bis 1939) und Josef Breuer (1842 bis 1925) erklärten die Hysterie im Jahr 1895 zu einer psychischen Erkrankung[94] – an der ihnen zufolge auch Männer erkranken können. Dennoch bleibt die Hysterie hartnäckig an den Frauen haften: Es gibt wohl kaum Männer, die sich Sprüche wie »Sei doch nicht so hysterisch …« oder Beschimpfungen wie »Hysterische Kuh« anhören müssen, wenn sie vermeintlich übertrieben emotional und unkontrolliert reagieren. Plan International fand in einer Umfrage heraus, dass 79 Prozent der befragten Männer schon mal einen »blöden« Spruch über die Periode gemacht oder einen solchen bei einem Freund mitbekommen haben.[3] Hildegard Knef (1925 bis 2002) hielt diese geschlechtsspezifische Erfahrung treffend in einem ihrer Liedtexte fest: »Als Frau D einmal schrie, fiel das Wörtchen ›Hysterie‹ …«[95].

Max Bartel verfasste im Jahr 1887 seinen »Beitrag zur Lehre vom menstrualen Irresein«[96], um einen Doktortitel in Medizin und Chirurgie zu erlangen. Darin bespricht er nach eigenen Angaben die »… zur Zeit der Menstruation auftretenden Geisteskrankheiten«. Er zitiert unter anderem Erkenntnisse wie diese: »… der zur Zeit der normalen Menses bei den meisten weiblichen Individuen zu beobachtenden grösseren Empfindlichkeit, Verdriesslichkeit und nervösen Erregtheit, dass bei manchen in der Zwischenzeit völlig normalen Individuen während der Periode ›eine an Gemütskrankheit grenzende Verstimmung, Traurigkeit, Hypochondrie oder Grillenhaftigkeit‹ wahrzunehmen sei. … ›in

seltenen Fällen‹ … hat man selbst nur periodisches Irresein während der Menstruation, jedesmal mit mehrwöchentlichem vollständigen lucidum intervallum, beobachtet.«
Bei meinen Recherchen zu den verrückten Tagen stolperte ich auch über den Begriff »weibliche Melancholie«. Ohne hier allzu philosophisch werden zu wollen, fand ich die Erklärung spannend, dass der weibliche Lebenslauf typischerweise von tiefen Einschnitten markiert sei, die teils mit dem Verlust identitätsstiftender Eigenschaften einhergehen würden. Dieser Verlust gäbe frau demnach Grund für Traurigkeit und Trauer und sei Anlass, in eine melancholische Grundstimmung zu verfallen. Zugleich ließe sich Melancholie auch als innere Einkehr beschreiben, in der frau sich ein neues Selbstverständnis beziehungsweise neue Verhaltensweisen gegenüber der Umwelt erarbeite, um schließlich mit einem gestärkten Selbstbewusstsein und einer erneuerten Selbstsicherheit wieder aus ihr hervorzutreten[97].
Für mich beschreibt das historische Verständnis von »menstrualem Irresein« und »weiblicher Melancholie« ganz klar Anzeichen, die ich heute mit PMS und mehr noch mit PMDS verbinde. Mittlerweile nimmt die Medizin beide stärker in den Fokus:

PMDS – eine Klasse für sich: Einordnung der PMDS als gynäkologische statt psychischer Erkrankung

Die Störung, die von PMDS-Symptomen gekennzeichnet ist, erhielt 1987 erstmals eine Bezeichnung: »Dysphorische Störung der späten Lutealphase«[54]. 1994 wurde daraus die »Prämenstruelle Dysphorische Störung«.
Bis weit ins 21. Jahrhundert fand die PMDS in der Diagnos-

tik gemäß der ICD-10 nur unter ferner liefen statt – in einer Art Restkategorie namens »Sonstige näher bezeichnete affektive Störung« (F38.8) mit der Zusatzcodierung »Prämenstruelle Beschwerden« (N94.3). Die seit dem Jahr 2022 geltende Fassung der Klassifikation ist die bereits erwähnte ICD-11[8]. Darin findet sich die PMDS erstmals als Erkrankung mit eigenständiger Diagnose primär den »Gynäkologischen Erkrankungen« zugeordnet (GA34.41) – mit einem Querverweis in der Sektion der »Depressiven Störungen«. Allerdings ist die deutsche Übersetzung der ICD-11 noch längst nicht in der medizinischen Praxis angekommen.

»Ich habe in den vergangenen Jahren verschiedene Ärztinnen und Ärzte wegen meiner PMDS aufgesucht und um Hilfe gebeten. Und ganz ehrlich: Ich wusste stets mehr zu der Erkrankung als diese. Das hat mich enttäuscht. Erst in Dr. Bosman traf ich auf eine Medizinerin, die sich damit auskennt.«

Meine Patientin Kerstin B.

Dennoch bin ich zuversichtlich. Aus meiner Sicht macht die »Versetzung« der PMDS von der Klasse der affektiven Störungen in die Klasse der gynäkologischen Erkrankungen sie nicht nur faktisch codierbar, sondern dank klarer Kriterien auch diagnostisch greifbar und dank konkreter Empfehlungen behandelbar. Das hilft uns Medizinerinnen und Medizinern ebenso wie den betroffenen Patientinnen. Ich hoffe sehr auf schnellere Diagnosen und weniger Fehldiagnosen – und somit auf kürzere Leidenswege. Zudem hat die »Versetzung« den großen Vorteil, dass Frauen mit PMDS keine psychische, sondern eine gynäkologische Diagnose erhalten. Letztere wird gesellschaftlich deutlich weniger stigmatisiert und entlastet die Frauen hoffentlich spürbar beim Bewältigen der PMDS im Alltag.

»Ich teile gerne meine persönlichen Erfahrungen mit PMDS, aber nur mit Menschen, die mit diesem Wissen vertrauens- und verantwortungsvoll umgehen. Da ich selbst einen therapeutischen Beruf habe, in dem ich auch mit Kindern arbeite, befürchte ich, dass mir bei Bekanntwerden meiner Diagnose PMDS berufliche Nachteile erwachsen. Aus diesem Grund trete ich hier im Buch nur anonym auf.«

Meine Patientin, die ungenannt bleiben möchte

Mir ist bewusst, dass andere das anders sehen und wiederum befürchten, dass eine gynäkologische Diagnose zu neuer Stigmatisierung führen könnte. Doch Aussagen wie die eben zitierte höre ich von vielen meiner PMDS-Patientinnen.

Zum Merken:

1. Bis heute findet eine systematische Ungleichbehandlung der Geschlechter (Gender Gap) in allen gesellschaftlichen Bereichen statt. In der Medizin geht die Gender Health Gap noch immer mit einer schlechteren Versorgung von Frauen im Vergleich zu der von Männern einher. Dies geht zulasten der Gesundheit von Frauen.
2. Die insbesondere psychischen Symptome eines PMS und einer PMDS wurden jahrhundertelang benutzt, um Frauen zum schwachen Geschlecht zu erklären, wobei es sowohl um körperliche als auch geistige Schwäche (»menstruales Irresein«) ging. Aufgrund dessen galten PMS und PMDS lange als psychische Leiden.
3. Erst seit Kurzem ist die PMDS gemäß ICD-11 als gynäkologische Erkrankung klassifiziert. Das ist insofern ein Vorteil, als dass Ärztinnen und Ärzte die PMDS als eigenständige Störung codieren, diagnostizieren und behandeln können. Betroffene Frauen werden mit ihrer nun gynäkologischen Erkrankung meiner Erfahrung und der Erfahrung meiner PMDS-Patientinnen nach weniger stigmatisiert als mit einer psychologischen Diagnose. Das erleichtert ihnen die Bewältigung der PMDS.

Behandlung von PMS und PMDS

»Die eine Therapie gegen PMS und PMDS gibt es nicht. Stattdessen ist mir inzwischen eine ganze Reihe therapeutischer Maßnahmen bekannt, die die Beschwerden der betroffenen Frauen lindern können. Oft ist es eine Kombination mehrerer therapeutischer Ansätze, die schließlich wirkt. Doch selbst dann, wenn sich eine Besserung einstellt, müssen die Frauen damit rechnen, dass sie Rückschläge erleben und dass auf gute Zeiten auch wieder schlechtere folgen.«

Dr. med. Jael Bosman

Die meisten Frauen, die mich wegen ihrer Beschwerden an den Tagen vor den Tagen aufsuchen, kommen nicht mit leeren Händen: Sie haben eine Liste dabei. Darauf steht, was sie alles schon probiert haben, um ihre Beschwerden zu lindern. Mir ist klar: Je länger die Listen sind, desto mehr Zeit haben sie damit verbracht. Lebenszeit. Jeder Punkt auf so einer Liste steht für einen hoffnungsvollen Versuch, der scheiterte. Die Frauen vor mir sind ratlos, verzweifelt – und hoffen auf ein Wunder, das ich aus der Schublade zaubere.
Wenn ich ihnen sage, dass ich das nicht kann, erlischt das Fünkchen Hoffnung in ihren Augen. Das ist der Moment, wo ich meine Liste hervorhole – meine Liste mit allen Maßnahmen gegen PMS und PMDS, die ich inzwischen kenne. Und dann vergleichen wir gemeinsam Punkt für Punkt. Alles, was die Frauen bereits ausprobiert haben, haken wir schon mal ab – was aber nicht heißt, dass wir es ad acta legen. Dann schauen wir, was stehen bleibt. Das sind die Punkte, an denen wir ansetzen.

Meine Liste mit möglichen Maßnahmen gegen die Beschwerden von PMS und PMDS fußt auf einer ganzheitlichen Sichtweise auf die weibliche Gesundheit. Sie reicht deshalb von Maßnahmen, die den Lifestyle, insbesondere die Ernährung samt Nahrungsergänzung und Verdauung, die Bewegung, den Schlaf (das Schlafmanagement) und den Stress (das Stressmanagement) betreffen, über Interventionen bei allergischen Reaktionen bis hin zu Ansätzen aus der Frauenheilkunde und der Psychotherapie. Meine Liste ist das Ergebnis meiner inzwischen jahrelangen vor allem praktischen Beschäftigung mit PMS und PMDS. Sie ist nicht in Stein gemeißelt, sondern in ständiger Bearbeitung. Sie ist deshalb auch nicht vollständig.

Wichtig: Ich verbinde mit den einzelnen möglichen Maßnahmen gegen PMS und PMDS, die ich im Folgenden eine nach der anderen ausführlich vorstelle, kein medizinisches Wirkversprechen. Weder garantiere ich die Wirksamkeit der Maßnahmen, noch sichere ich diese zu. Ich verspreche keine Heilung. Vielmehr erkläre ich hier vorab ganz klipp und klar, dass die von mir vorgestellten Maßnahmen Erfahrungen aus meiner gynäkologischen Praxis widerspiegeln – nicht mehr, aber auch nicht weniger. Sie können wirken.

Wahl der richtigen Behandlung

Welche der verschiedenen Maßnahmen zum Behandeln von PMS und PMDS ich meinen Patientinnen empfehle, das hängt vor allem davon ab, welche Symptome und in welcher Schwere diese ihnen zu schaffen machen. Zudem spielt für die Wahl der individuellen Behandlung auch eine Rolle, mit welchen Erwartungen die Frauen zu mir kommen. Deshalb frage ich sie auch direkt danach. Ebenso wie nach ihren

Ängsten vor und ihren Abneigungen gegen bestimmte therapeutische Maßnahmen. Diese zu erfragen, ist mir besonders wichtig, und ich nehme die Antworten der Frauen ernst. Schließlich entscheiden wir gemeinsam über eine Behandlung, die – so sie denn wie erhofft anschlägt – nicht nur wenige Tage oder Wochen erfolgt, sondern jahrelang. Ein Teil der Frauen muss daran bis zum Eintritt ihrer Wechseljahre festhalten.

Grundsätzlich stufe ich die möglichen Maßnahmen zur Behandlung von PMS und PMDS unterschiedlich ein, wobei ich die Stufen entsprechend der Schwere der Beschwerden festlege:

Behandlungsstufe 1: Maßnahmen bei leichten PMS- und PMDS-Beschwerden

In diese Stufe gehören für mich:

- **Anpassungen des Lifestyles:** PMS- und PMDS-lindernde Ernährung und gegebenenfalls Nahrungsergänzung, Verzicht auf sogenannte Genussdrogen wie Alkohol, Nikotin und Koffein, außerdem Bewegung, Stressmanagement und Schlafmanagement
- **Phytotherapie** (Pflanzenheilkunde)
- **Psychologische Selbsthilfe:** Selbsthilfegruppen, individuelle Selbsthilfemaßnahmen wie Psychoedukation und Selbstfürsorge

Behandlungsstufe 2: Maßnahmen bei mittleren bis schweren PMS- und PMDS-Beschwerden

Hier ordne ich

- **Psychotherapien** wie kognitive Verhaltenstherapien ein. Diese vermitteln den betroffenen Frauen beispielsweise Strategien, wie sie mit den psychischen Beschwerden von PMS und PMDS und daraus resultierenden Belastungen umgehen können. Insbesondere geht es dabei um Reizbarkeit, schwankende Stimmung, zwischenmenschliche Interaktion und Konfliktbewältigung, Anspannung, Depression.
- Zu Maßnahmen dieser Stufe gehören deshalb **Medikamente, die Depressionen mindern (Antidepressiva),** indem sie den Serotoninspiegel regulieren.
- Hegen die Patientinnen aktuell keinen Kinderwunsch und vertragen sie die »Pille«, kommen auch bestimmte **»Pillen« als Mittel gegen PMS und PMDS** infrage.

Ich erwähne der Vollständigkeit halber, dass rein theoretisch die Möglichkeit besteht, Medikamente gegen PMS und PMDS einzusetzen, die die körpereigene Produktion von Sexualhormonen regulieren (GnRH-Agonisten beziehungsweise GnRH-Analoga), sodass die Hormonproduktion langfristig unterdrückt wird. Theoretisch gibt es zudem die Möglichkeit einer **Operation,** bei der die Eierstöcke als hormonproduzierende Organe komplett entfernt werden. Das setzt selbstverständlich voraus, dass die Patientin keinen Kinderwunsch mehr hegt. Außerdem muss sie damit rechnen, dass sie schlagartig in die Postmenopause versetzt wird, was erhebliche Risiken mit sich bringt, unter anderem für ihre Herzgesundheit und für ihre Knochengesundheit (Stichwort: Osteoporose). Um diesen Risiken zu begegnen, müsste die betroffene Frau Hormone (Hormonersatztherapie) bekommen, die sie über viele Jahre nehmen müsste.

Wie Lifestyle, Zyklus, PMS und PMDS zusammenhängen

Wenn der Zyklus und zyklische Ereignisse wie ein PMS und eine PMDS mit ihren vielzähligen und vielfältigen Beschwerden das alltägliche Leben, das Wohlbefinden und die Gesundheit von Frauen dermaßen beeinträchtigen, wie meine Patientinnen es mir in meiner Praxis schildern, dann ist für mich klar, dass es auch eine entsprechende Wechselwirkung gibt: Wie die Frau lebt, wie sie sich ernährt, wie sie sich bewegt, welchen Stress sie hat und wie sie diesem begegnet – all das beeinflusst auch ihren Zyklus.
Mit Blick auf den Lifestyle als Einflussfaktor auf einen Zyklus sowohl ohne als auch mit PMS oder PMDS gehe ich zuerst auf die Ernährung ein.

Wie Ernährung, weiblicher Zyklus, PMS und PMDS zusammenhängen

Aus wissenschaftlichen Studien ist bekannt, dass insbesondere eine ernährungsbedingte Ungesundheit und der Auftritt von PMS- und PMDS-Beschwerden sich gegenseitig beeinflussen. Im Folgenden versuche ich, diese Wechselwirkungen zu beleuchten, wobei ich ausdrücklich anmerke, dass ich keine Ernährungsexpertin bin. Dies sind Erkenntnisse, die ich in den wenigen Studien zur Ernährung bei PMS und PMDS fand:

- Es gibt einen Zusammenhang zwischen Essverhaltensstörungen und PMS sowie PMDS[98]: Es zeigte sich, dass mit zunehmender Schwere der prämenstruellen Symptome auch das gestörte Essverhalten wie emotionales und unkontrolliertes Essen zunimmt.
- Belegt werden konnte zudem, dass eine geringere Aufnahme von komplexen Kohlenhydraten, Ballaststoffen und Kalzium unter anderem in Zusammenhang mit mittleren PMS-Symptomen steht[99]. Und mittlere bis schwere PMS-Symptome hängen auch mit einem anormalen Body-Mass-Index (BMI), einer höheren Aufnahme von Einfachzuckern und Natrium und einer geringeren Aufnahme von Kalzium, Magnesium und Vitamin B6 zusammen.
- Nachgewiesen wurde darüber hinaus, dass Frauen, die ihrer mediterranen Ernährungsweise nicht (mehr) folgten, vor und während der Tage spürbar mehr Schmerzen (Dysmenorrhoe) erlebten.[100]
- Dass Essstörungen wie Bulimie (auch Ess-Brech-Sucht genannt) oder übermäßiges Beschäftigen mit Essen und schwere PMS-Symptome zusammenhängen, gilt ebenfalls als erwiesen.[101]

Die Wissenschaft macht damit deutlich: Food matters – Essen ist wichtig. Die Rolle von Ernährung für die ganzheitliche Frauengesundheit lässt sich frei nach dem Philosophen Ludwig Feuerbach (1804 bis 1872) in fünf Wörtern auf den Punkt bringen: »Frau ist, was sie isst.« Wobei ich auch auf die Ernährung ganzheitlich schaue und deshalb nicht nur dem, WAS frau isst, Bedeutung beimesse, sondern auch dem, WIE frau isst. Gesunde Ernährung ist für mich immer das Ergebnis aus gesundem Essen und Trinken sowie gesundem Essverhalten.

Um zunächst die Frage »WAS essen?« zu beantworten, ist

der Blick auf die Nährstoffe wichtig, die zugeführt werden müssen, um den weiblichen Körper gesund zu nähren. Wobei »gesund nähren« für mich heißt, dass der Körper all das bekommt, was er braucht, um gesund zu sein. Gesundheit setze ich nicht nur mit »frei von Krankheit gleich« – sie ist vielmehr ganzheitlich gemeint und umfasst sowohl körperliches als auch geistiges und soziales Wohlbefinden.

Was sind Nährstoffe?

Nährstoffe sind lebensnotwendige chemische Stoffe, die in der Nahrung stecken. Dank ihnen wächst der Körper. Und dank ihnen entwickelt und erhält er seine Funktionalität. Außerdem gewinnt er daraus Energie. Nährstoffe lassen sich in Makro- und Mikronährstoffe unterscheiden.

Welche Makronährstoffe bei PMS und PMDS?

Zu den sogenannten Makronährstoffen zählen:

- Kohlenhydrate,
- Fette
- und Eiweiße (Proteine).

Das sind Stoffe, die einerseits als Treibstoff (Antriebsenergie) für sämtliche Prozesse im Körper dienen. Andererseits sind sie den etwa 28 Billionen Zellen, aus denen ein durchschnittlicher weiblicher Körper mit einem Gewicht von 60 Kilogramm besteht[102], ein Baustoff. Das »Makro« im Begriff »Makronährstoffe« steht für »groß« und bezieht sich auf die Menge, die der Körper davon benötigt.

Was sind Kohlenhydrate?

Kohlenhydrate sind die wichtigste Energiequelle für den Körper[103]. Sie lassen sich entsprechend ihrer chemischen Zusammensetzung in kurzkettige und langkettige einteilen. Zu den kurzkettigen Kohlenhydraten zählen die Einfachzucker und Zweifachzucker, während die langkettigen Kohlenhydrate als Vielfachzucker bezeichnet werden. Bekannte Einfachzucker sind Glukose (Traubenzucker), Fruktose (Fruchtzucker) und Galaktose (Schleimzucker). Bei den Zweifachzuckern gehören Laktose (Milchzucker), Saccharose (Haushaltszucker) und Maltose (Malzzucker) zu den bekanntesten. Außerdem zählen Stärke und Nahrungsfasern (Ballaststoffe) zu den Kohlenhydraten.

Gut zu wissen: Oft ist die Rede davon, dass der Energiebedarf einer Frau im Verlaufe ihres Menstruationszyklus deutlich schwanke. Die Wissenschaft sieht das etwas anders: Nach dem Auswerten unzähliger Studien aus fast 100 Jahren Forschung zum Thema[104] ist der sogenannte Ruheumsatz an Energie bei Menstruierenden während der zweiten Zyklushälfte (Gelbkörper- oder Lutealphase) nur leicht höher als in der ersten Zyklushälfte (Follikelphase) oder ähnlich hoch.

Was sind Fette?

Fette sind besonders energiereiche Nährstoffe. Ein Fettmolekül (sogenanntes Triglyzerid) besteht aus einer Kombination von drei Fettsäuren und Glycerin. Die gesundheitliche Wirkung eines Fettes hängt vor allem von der Art der enthaltenen Fettsäuren ab. Diese lassen sich in gesättigte und ungesättigte Fettsäuren einteilen, wobei es von Letzteren einfach und mehrfach ungesättigte gibt. Zu den mehrfach ungesättigten Fettsäuren zählen unter anderem die Omega-3- und Omega-6-Fettsäuren. Diese kann der menschliche Organismus nicht selbst herstellen. Da sie jedoch unverzichtbar (essenziell) sind, müssen sie über die Nahrung aufgenommen werden, beispielsweise über tierische Omega-3-Quellen wie Fisch (Hering, Makrele und Lachs), über pflanzliche Omega-3-Quellen wie Leinsamen, Leinöl und Chia-Samen, über tierische Omega-6-Quellen wie Wurstwaren und Fleisch oder über pflanzliche Omega-6-Quellen wie Sonnenblumen-, Distel- und Maiskeimöl. Doch auch einfach ungesättigte Fettsäuren sind für eine ausgewogene Ernährung wichtig. Besonders reichlich stecken sie beispielsweise in Raps- und Olivenöl.

Der Körper macht aus Fetten wie Omega-3- und Omega-6-Fettsäuren zum Beispiel hormonähnliche Substanzen, die sogenannten Eicosanoide[105]. Diese wirken als Immunmodulatoren sowie als Neurotransmitter und sind insbesondere an der Blutgerinnung beteiligt. Zudem wirken sie entzündlichen Prozessen im Körper (Fieber, Allergie, Entzündung, Schmerz[106]) entgegen.

Mangelt es dem weiblichen Körper an Fett, kann das auch den Menstruationszyklus stören. Die Unterernährung versetzt den Körper nämlich in einen Notzustand, in dem er sämtliche Reserven für den Selbsterhalt verwendet. Untergewicht in Verbindung mit einem geringen Körperfettanteil kann dann zum Ausbleiben der Periode und damit zu Unfruchtbarkeit führen, weil der Körper nicht mehr in ausreichendem Maße die Hormone produziert, die den Eisprung stimulieren. Da eine Schwangerschaft in dieser körperlichen Verfassung die Gesundheit von Mutter und Baby ernsthaft gefährden würde, lässt es der Körper erst gar nicht dazu kommen.[107]

Auch ein Zuviel an Fett beeinträchtigt den Zyklus und die Fruchtbarkeit der Frau. Mehrgewichtige (adipöse) Frauen haben deutlich weniger Eisprünge als Frauen mit gesundem Gewicht.[108]

Zur Orientierung, ob das eigene Gewicht im gesunden Bereich liegt, können verschiedene Messwerte herangezogen werden. Als besonders aussagekräftig gelten Maße, die die Fettverteilung berücksichtigen, da abdominales Fett (viszerales Fett, umgangssprachlich: »Bauchfett«) gesundheitlich relevanter ist.

- Bauchumfang: Bei Frauen gilt ein Umfang von mehr als 80 Zentimetern (cm) als erhöhtes Risiko und mehr als 88 cm als stark erhöhtes Risiko für kardiometabolische Erkrankungen, also Krankheitsbilder, die Herz-Kreislauf-Erkrankungen wie Herzinsuffizienz und Schlaganfall mit Stoffwechselerkrankungen wie Typ-2-Diabetes verbinden, da diese oft zusammen auftreten und sich gegenseitig beeinflussen.
- Waist-to-Hip-Ratio (WHR): Dieses Taille-Hüft-Verhältnis (Taillenumfang an der schmalsten Stelle geteilt durch Hüftumfang an der breitesten Stelle) sollte bei Frauen idealerweise unter 0,85 liegen.
- BMI (Body-Mass-Index): Ergänzend kann der BMI (Verhältnis des Körpergewichts in Kilogramm und der Körpergröße in Metern zum Quadrat) dienen. Ein BMI zwischen 18,5 und 24,9 gilt laut der WHO als normalgewichtig.[109]

Was sind Proteine?

Proteine liefern dem Körper Energie und versorgen ihn mit Aminosäuren und Stickstoff. Beides benötigt er zur Bildung von unter anderem Zellen, Gewebe, Enzymen, Hormonen und Antikörpern.[110]

Proteine setzen sich aus mehr als 100 Aminosäuren zusammen, die wie Kettenglieder miteinander verbunden sind. Der menschliche Körper nutzt insgesamt 20 verschiedene Aminosäuren, um daraus seine eigenen Eiweißstrukturen aufzubauen. Einige dieser essenziellen Aminosäuren kann der Körper jedoch nicht selbst produzieren – sie müssen ihm über die Nahrung zugeführt werden. Nur mit ihrer Hilfe ist es möglich, körpereigene Zellen regelmäßig zu erneuern und zu erhalten. Fleisch, Fisch und Milchprodukte liefern tierisches Eiweiß. Pflanzliches Eiweiß findet sich in nennenswerter Menge insbesondere in Hülsenfrüchten, Nüssen und Ölsaaten.

Wissenschaftler:innen konnten bereits einen plausiblen Zusammenhang zwischen der Aufnahme des Makronährstoffs Protein und dem Menstruationszyklus nachweisen.[111] Sie kamen unter anderem zu dem Ergebnis, dass das Gesamtprotein, insbesondere das tierische Protein, sowie der Anteil der Proteinenergie an der täglichen Kalorienzufuhr bei den Frauen, die an ihrer Studie teilnahmen, in der mittleren Lutealphase ihres Zyklus höher war als in der Phase um den Eisprung herum (periovulatorisch).

Was ist ein gesundes Maß an Makronährstoffen?

Wie viele Kohlenhydrate, Fette und Eiweiße eine gesunde, weil abwechslungsreiche und ausgewogene, Ernährung ausmachen, dafür gibt es Referenzwerte[103]:

- **Kohlenhydrate:** 45 bis 60 Prozent der täglich aufgenommenen Energie sollten aus Kohlenhydraten kommen.
- **Fette:** 20 bis 35 Prozent der Energiemenge, die pro Tag insgesamt aufgenommen wird, sollten Fette ausmachen.
- **Eiweiß:** Personen unter 65 Jahren werden 0,83 Gramm (g) Eiweiß pro Kilogramm (kg) Körpergewicht empfohlen. Eine Beispielfrau, die 60 kg wiegt, bräuchte demnach täglich 49,8 g Eiweiß.
- Im Allgemeinen gilt: Wer sich gesund ernährt, deckt über die täglich gegessenen und getrunkenen Lebensmittel den

individuellen Bedarf an Makronährstoffen. Laut der Deutschen Gesellschaft für Gynäkologie und Geburtshilfe e. V. (DGGG) und dem Berufsverband der Frauenärzte (BVF) »verbessert eine fettarme und betont vitaminreiche Ernährung die PMS-Beschwerden deutlich«[112].

Welche Mikronährstoffe bei PMS und PMDS?

Mikronährstoffe sorgen für den reibungslosen Ablauf lebenswichtiger Vorgänge im menschlichen Körper – sie sind zum Beispiel unentbehrlich für einen funktionierenden Stoffwechsel, ein starkes Immunsystem und die allgemeine Zellgesundheit.
Mit Blick auf den weiblichen Körper lassen sich mehrere Rollen ausmachen, die Mikronährstoffe dort übernehmen: Als Botenstoffe, Zellbausteine und Co-Faktoren für bestimmte Enzyme sind sie unter anderem beteiligt am:

- **Zusammenziehen von Muskelfasern** – wichtig bei: Kontraktionen der Gebärmutter zum Abstoßen der Schleimhaut
- **Kommunizieren zwischen den Nervenzellen** – wichtig bei: Signalübertragung im zentralen Nervensystem
- **Bilden von neuen Zellen und neuem Gewebe** – wichtig bei: Schwangerschaft (Zellwachstum und Zelldifferenzierung)
- **Produzieren von Hormonen und Signalstoffen (Neurotransmitter)** – wichtig bei: Zyklus
- **Regulieren des Immunsystems** – wichtig bei: Abwehr von Krankheitserregern, insbesondere in belastenden Phasen wie Schwangerschaft und Wechseljahre und generell bei Stress

Das »Mikro« im Begriff »Mikronährstoffe« steht für »klein«, weil Mikronährstoffe in kleineren Mengen als Makronährstoffe vom Körper benötigt werden, damit dieser läuft. Die rund 45 Mikronährstoffe lassen sich in

- **Vitamine** (beispielsweise Vitamin A, B, C, D, E und K),
- **Mineralstoffe** (beispielsweise Kalzium, Magnesium, Natrium, Kalium),
- **Spurenelemente** (beispielsweise Eisen, Zink, Selen, Jod, Kupfer)
- und **Aminosäuren** (beispielsweise Lysin, Tryptophan, Cystein)

unterteilen.
Mikronährstoffe stecken wie Makronährstoffe in Nahrungsmitteln. Die folgende Liste enthält relevante Nährstoffe und gibt Beispiele für natürliche Quellen:

- **Biotin (Vitamin B7 oder Vitamin H)** → Eier, Nüsse, Haferflocken. Wichtig für: Haut und Schleimhäute, Haare, Stoffwechsel und Zellfunktionen. Mangelt es dem Körper an Biotin, können Wachstumsverzögerungen, Hautveränderungen, Haarausfall sowie neurologische Störungen die Folge sein, beispielsweise Bewegungsstörungen und Lethargie, die sich unter anderem in mangelnder Erregbarkeit, starker Müdigkeit und Teilnahmslosigkeit (Apathie) zeigt. Auch Störungen des Immunsystems können bei einem Biotinmangel auftreten.
- **Cholin** → Eier, Fleisch, Soja. Wichtig für: Nervenfunktion und Fettstoffwechsel. Cholin beeinflusst die geistige und körperliche Leistungsfähigkeit[113], weil aus ihm der Neurotransmitter Acetylcholin gebildet wird, der für die Weiterleitung von Informationen innerhalb des Gehirns sowie

das Muskelgedächtnis (»muscle memory«) eine große Rolle spielt. Mangelt es dem Körper an Cholin, schwächeln Konzentration und Erinnerung. Der Grund: Konzentrationsschwächen entstehen vor allem wegen unzureichender Reizweiterleitung im Gehirn. Zudem kommt es bei einem Cholinmangel zu Schäden an der DNA (Desoxyribonukleinsäure, DNS).

- **Chrom (chlorid)** → Vollkornprodukte, Brokkoli, Fleisch. Wichtig für: Zucker- und Fettstoffwechsel, Zellteilung. Chrom wirkt positiv auf den Zuckerstoffwechsel und damit auch auf den Blutzuckerspiegel sowie gegen oxidativen Stress.[114]
- **Eisen** → rotes Fleisch, Hülsenfrüchte, Spinat. Wichtig für: Sauerstofftransport und Blutbildung. Eisen wird zur Bildung und für die Funktion von Immunzellen gebraucht. Gut zu wissen: Ein niedriger Ferritinspiegel (eisenbindendes Protein, auch Depoteisen genannt) kann die Abwehr schwächen, selbst wenn der Eisenwert noch im Normalbereich liegt. Mit dem Regelblut verlieren Menstruierende an Eisen.
- **Folsäure (Vitamin B9)** → Blattgemüse, Hülsenfrüchte, Leber. Wichtig für: Psyche, Blutbildung, Zellteilung und Schwangerschaft. Folsäure ist unverzichtbar für die DNA-Synthese und somit für die Zellteilung. Ein Mangel an Folsäure kann schon in den ersten Schwangerschaftswochen zu Fehlbildungen des Neuralrohrs beim Kind führen, beispielsweise zu einem sogenannten offenen Rücken (Spina bifida). Folsäure reguliert zudem die psychischen Funktionen der Schwangeren. Sie ist an der Produktion von Neurotransmittern wie Serotonin und GABA beteiligt. Fehlt Folsäure, kann das Reizbarkeit, Depression und Schlaflosigkeit zur Folge haben.[115] Studien belegten, dass eine ausreichende Versorgung mit Folsäure die Wirkung

von Antidepressiva verbessert. Bei chronischem Folsäuremangel können Gedächtnisprobleme und Verwirrtheit auftreten.

- **Iod (Jod)** → Seefisch, Algen, Jodsalz. Wichtig für: Schilddrüsenfunktion und Hormonbildung. Jod ist unverzichtbar für den Aufbau der Schilddrüsenhormone, die den gesamten Stoffwechsel im Körper steuern. Es wirkt auf Energiehaushalt, Stimmung und Zyklus ein.
- **Kalzium** → Milchprodukte, Mandeln, grünes Gemüse. Wichtig für: Knochen, Zähne und Muskelkontraktion. Kalzium schützt vor der Hormonstörung primärer Hyperparathyreoidismus (pHPT)[116], die zu Nierensteinen und starker Brüchigkeit der Knochen führt. Kalzium hilft beim Ausschwemmen von Wasser aus dem Körper.[117]
- **Kupfer** → Innereien, Nüsse, Vollkornprodukte. Wichtig für: Eisenstoffwechsel und Nervensystem. Außerdem schützt Kupfer die Zellen vor oxidativem Stress.
- **Magnesium** → Vollkornprodukte, Bananen, Nüsse. Wichtig für: Muskeln, Nerven und Energiestoffwechsel. Magnesium unterstützt das Nervensystem, reduziert Stressreaktionen und ist an der Ausschüttung von Botenstoffen beteiligt. Ein zu niedriger Magnesiumspiegel kann PMS- und PMDS-Beschwerden verstärken. Ist der Magnesiumhaushalt gestört, kann dies auch Depressionen zur Folge haben.[118]
- **Mangan** → Vollkornprodukte, Nüsse, grünes Gemüse. Wichtig für: Knochenbildung, Bindegewebe und Stoffwechsel.
- **Molybdän** → Hülsenfrüchte, Getreide, Milchprodukte. Wichtig für: Enzymfunktionen und Abbau von Stoffwechselprodukten. Eine tragende Rolle spielt Molybdän beim Transport von Eisen.

- **Myo-Inositol** → Zitrusfrüchte wie Pampelmusen (Grapefruit). Wichtig für: Insulin-, Fett- und Glukosestoffwechsel sowie das Senken des Androgenspiegels. Androgene sind Sexualhormone, die auch in den Eierstöcken produziert werden und die Entwicklung männlicher Geschlechtsmerkmale steuern. Myo-Inositol wirkt positiv auf die endokrine Störung PCO (Polyzystische Ovarien) bei Frauen mit Kinderwunsch, indem es die Ovulationsrate und den Menstruationszyklus verbessert[119].
- **Natrium** → Salz (Natriumchlorid). Wichtig für: Nerven und Muskeln, Nährstofftransport, Säure-Basen-Gleichgewicht und Wasserhaushalt.
- **Omega-3-Fettsäuren** → Lachs, Walnüsse, Leinsamen. Wichtig für: Herzgesundheit, Cholesterinregulation und Entzündungshemmung. Omega-3-Fettsäuren wird häufig nachgesagt, dass sie gegen Depressionen helfen würden. Mehrere Metastudien konnten dies jedoch nicht bestätigen – die Beschwerden besserten sich bei den Betroffenen demnach nicht spürbar. Aber: Die Metastudien basierten auf Studien, die Fehler aufwiesen.[120] Dagegen konnte die Wirkung von Omega-3-Fettsäuren gegen Regelschmerzen in Studien gezeigt werden.[121]
- **Phosphor** → Fleisch, Fisch, Hülsenfrüchte. Wichtig für: Knochenaufbau, Zahnaufbau und Energiestoffwechsel.
- **Selen** → Paranüsse, Fisch, Eier. Wichtig für: Zellschutz, Schilddrüse und Immunsystem. Selen schützt die Immunzellen vor Antioxidation und spielt insbesondere bei einer Entzündungslast eine wichtige Rolle.
- **Tryptophan** → Käse, Geflügel, Soja, Tofu, Nüsse und dunkle Schokolade. Wichtig für: Serotonin-Haushalt. Tryptophan ist eine Vorläufersubstanz von Serotonin. Ein Mangel an diesem Neurotransmitter gilt als eine Ursache der PMDS.[31]

- **Vitamin A** → Karotten, Leber, Süßkartoffeln. Wichtig für: Sehkraft, Haut und Immunsystem. Vitamin A unterstützt die Produktion der Sexualhormone Östrogen und Testosteron.
- **Vitamin B12** → Fleisch, Fisch, Eier. Wichtig für: Blutbildung, Nervensystem und Zellteilung.
- **Vitamin B6** → Geflügel, Kartoffeln, Bananen. Wichtig für: Eiweißstoffwechsel und Nervenfunktion. Das Vitamin ist beteiligt an der Bildung von Neurotransmittern wie Serotonin (Stimmung), Dopamin (Motivation) und GABA (Beruhigung). Fehlt es, kann sich die Stimmungslage verschlechtern.
- **Vitamin C** → Zitrusfrüchte, Paprika, Brokkoli. Wichtig für: Immunsystem, Eisenaufnahme und Zellschutz. Das Vitamin stärkt die körpereigene Abwehr, wirkt antioxidativ und fördert die Funktionalität weißer Blutkörperchen.
- **Vitamin D** → Fisch, Eier, Sonnenlicht. Wichtig für: Knochengesundheit und Immunabwehr. Fehlt es dem Körper an Vitamin D, wird dieser anfälliger für Infekte.[122] Außerdem wird ein Vitamin-D-Mangel in Verbindung mit der Entstehung von Autoimmunerkrankungen[123] und depressiver Stimmung gebracht. Wobei die Studienlage zur Rolle von Vitamin D für eine gesunde Stimmungsregulierung nicht eindeutig ist.[124] Die Studien sprechen sowohl für als auch gegen den Zusammenhang.
- **Vitamin E** → Pflanzenöle, Nüsse, Samen. Wichtig für: Zellschutz und Immunfunktion. Vitamin E wirkt im Körper als ausschwemmendes Mittel (Diuretika). Es mindert somit Wasseransammlungen, die im Zuge von PMS und PMDS auftreten.
- **Vitamin K** → grünes Blattgemüse, Brokkoli, fermentierte Lebensmittel. Wichtig für: Blutgerinnung und Knochengesundheit.

- **Vitamin Q10 (auch Coenzym Q10 oder Ubichinon-10 genannt)** → Fleisch, Fisch, Innereien sowie Nüsse, Samen, Hülsenfrüchte, Brokkoli, Spinat. Wichtig für: Energiestoffwechsel, Muskelarbeit und Zellgesundheit.
- **Zink** → Kürbiskerne, Nüsse, Fisch. Wichtig für: Fruchtbarkeit, Stoffwechsel, Immunsystem, Wundheilung und Zellteilung. Zink reguliert den Hormonhaushalt mit. Es stützt die Funktion der Eierstöcke und ist am Aufbau der Schilddrüsenhormone beteiligt. Zudem beeinflusst Zink die Entwicklung und Funktion von Immunzellen.

Auch für die Mikronährstoffe gilt allgemein, dass der Körper bei gesunder Ernährung ausreichend davon erhält. Aber: Eine aktuelle internationale Studie[125] zeigte im Jahr 2024, dass Milliarden Menschen weltweit nicht genügend Mikronährstoffe zu sich nehmen. Die Studie gilt als die erste, die globale Schätzungen für die Nährstoffaufnahme über die Nahrung (ohne Anreicherung und Nahrungsergänzung) lieferte. Demnach nehmen mehr als fünf Milliarden Menschen nicht genügend Jod (68 Prozent der Weltbevölkerung), Vitamin E (67 Prozent) und Kalzium (66 Prozent) zu sich. Mehr als vier Milliarden Menschen nehmen nicht genügend Eisen (65 Prozent), Riboflavin (55 Prozent), Folsäure (54 Prozent) und Vitamin C (53 Prozent) zu sich. Ein wichtiger Unterschied bei den Geschlechtern ist: Innerhalb derselben Länder und Altersgruppen nahmen Frauen von Jod, Vitamin B12, Eisen und Selen geschätzt weniger auf als Männer, bei Magnesium, Vitamin B6, Zink, Vitamin C, Vitamin A, Thiamin und Niacin war es andersherum.

Nahrungsergänzung: Wann ist es für Frauen sinnvoll, Nährstoffe zu ergänzen?

Bestenfalls deckt eine gesunde Ernährung den täglichen Bedarf an Makro- und Mikronährstoffen. Doch es gibt Phasen und Umstände im Leben einer Frau, in denen ihr Körper mehr Nährstoffe benötigt oder weniger aufnimmt, als ihm mit Speisen und Getränken zugeführt werden. Dann kann eine gezielte Nahrungsergänzung durchaus sinnvoll sein, um Mängeln und daraus resultierenden Schäden vorzubeugen. Wobei ich dringend davon abrate, Nährstoffe auf eigene Faust zu supplementieren. Extra-Nährstoffe braucht nur, wem es daran tatsächlich mangelt. Wer einen Nährstoffmangel vermutet, sollte zuerst prüfen (lassen), wie der Körper tatsächlich mit dem betreffenden Nährstoff versorgt ist. Erste Anlaufstelle für einen Check-up des Versorgungsstatus sind Allgemeinmediziner:innen und im Idealfall Kolleg:innen mit Spezialisierung auf Ernährung oder Sportmedizin. Das Supplementieren von Nährstoffen im Falle eines Nährstoffmangels sollte immer in Absprache mit einer Ärztin oder einem Arzt geschehen.

Folgende Lebenslagen und Lebensweisen gehen häufig mit Nährstoffmängeln einher:

Vegetarische und vegane Ernährungsweise

Wer beispielsweise komplett auf Lebensmittel tierischen Ursprungs verzichtet und sich vegan (rein pflanzlich, tierleidfrei) ernährt oder auf Fleisch, Fisch und Meeresfrüchte verzichtet und sich vegetarisch (vorwiegend pflanzlich) ernährt, muss einige Mikronährstoffe besonders im Blick behalten, da sie in pflanzlicher Kost kaum oder nur schwer verfügbar sind. Dazu zählen:

- **Vitamin B12** → Bei Verzicht auf tierische Lebensmittel sind Vitamin-B12-Supplemente oder extra damit angereicherte Lebensmittel notwendig.
- **Eisen** → Bei Verzicht auf tierische Lebensmittel ist zu beachten, dass der Körper pflanzliches Eisen schlechter aufnimmt. Kombiniert mit Vitamin C (beispielsweise in Linsen plus Paprika), verbessert sich die Verwertung jedoch.
- **Zink** → Bei Verzicht auf Fleisch, Fisch, Meerestiere, Milch und Milchprodukte sind pflanzliche Quellen wie Kürbiskerne, Nüsse und Vollkornprodukte eine alternative Zinkquelle.
- **Omega-3-Fettsäuren** → Bei Verzicht auf Fisch dienen als pflanzliche Omega-3-Quelle beispielsweise Leinsamen, Chiasamen und Walnüsse.
- **Jod** → Bei Verzicht auf Fisch kann auf Jodsalz oder Algenprodukte zurückgegriffen werden.

Schwangerschaft und Stillzeit

Während der Schwangerschaft und Stillzeit steigt der Bedarf an bestimmten Mikronährstoffen deutlich, da Mutter und Kind versorgt werden müssen. Besonders gefragt sind dann beispielweise:

- **Folsäure (Vitamin B9)** → unterstützt die Zellteilung und die Entwicklung des Nervensystems
- **Eisen** → nötig für die gesteigerte Blutbildung
- **Jod** → wichtig für die kindliche Schilddrüsenfunktion
- **Vitamin D** → fördert die Knochengesundheit von Mutter und Baby
- **Kalzium** → notwendig für den Aufbau des kindlichen Skeletts

Stress und hoher mentaler Druck

Stress ist ein echter Vielfraß. Ein andauernd gestresster Körper verbraucht mehr Mikronährstoffe als ein ausgeglichener. Stress »frisst« insbesondere von den Nährstoffen, die das Nerven- und das Immunsystem unterstützen, zum Beispiel:

- **Magnesium** → trägt zur Entspannung bei und wirkt Erschöpfung entgegen
- **Vitamin C** → schützt die Zellen vor oxidativem Stress
- **B-Vitamine (B6, B12, B1)** → fördern Konzentration und Nervenfunktion
- **Zink** und **Selen** → stärken ein stressgeschwächtes Immunsystem

Krankheit und Medikamenteneinnahme

Auch einige Erkrankungen oder die Einnahme bestimmter Medikamente beeinträchtigen die Aufnahme von Mikronährstoffen beziehungsweise den Bedarf des Körpers daran. Ich denke hier beispielsweise an:

- **»Pille«:** Hormonell wirkende Verhütungsmittel können einen Mangel an Vitamin B6, B12, Magnesium und Folsäure verursachen.
- **Säureblocker (Protonenpumpenhemmer):** Diese Mittel senken die Produktion von Magensäure und kommen beispielsweise gegen Sodbrennen zum Einsatz. Sie erschweren aber auch die Aufnahme von Vitamin B12, Kalzium und Magnesium.
- **Diabetes mellitus:** Die »Zuckerkrankheit« erhöht den Bedarf an Magnesium und B-Vitaminen zur Unterstützung des Energiestoffwechsels.
- **Schilddrüsenprobleme:** Die Schilddrüse produziert Hormone, die den gesamten Stoffwechsel des Körpers

steuern. Sie ist maßgeblich am Ablauf des weiblichen Zyklus beteiligt und nimmt starken Einfluss auf die Fruchtbarkeit der Frau. Ein Mangel an Jod und Selen beispielsweise kann die Schilddrüsenfunktion verschlechtern.

Körperliche Aktivitäten und Sport

Bei hoher körperlicher Belastung steigt nicht nur der Energiebedarf. Auch bestimmte Nährstoffe, die Muskeln, Kreislauf und Regeneration dienen, werden dann in größerer Menge gebraucht. Zum Beispiel:

- **Magnesium** → fördert die Funktion und Regeneration der Muskeln
- **Kalium** → reguliert den Wasserhaushalt im Körper und beugt Muskelkrämpfen vor
- **Eisen** → verbessert die Sauerstoffversorgung der Muskulatur
- **Vitamin B6** und **B12** → spielen eine wichtige Rolle beim Proteinstoffwechsel und Muskelaufbau
- **Vitamin Q10** → unterstützt die Mitochondrien, die sogenannten Kraftwerke der Zellen, und damit die Muskelarbeit
- **Omega-3-Fettsäuren** → unterstützen die Regeneration und wirken entzündungshemmend

Alter Ü50

Im Zuge des natürlichen Alterungsprozesses sinkt die Fähigkeit der Körperzellen, Mikronährstoffe aufzunehmen und/oder zu verwerten. Wenn Ältere dann noch weniger und/oder weniger abwechslungsreich essen, entstehen schnell Nährstoffmängel. Besonders kommt es etwa ab einem Alter 50+ auf diese Nährstoffe an: **Vitamin D, Kalzium** und **Magnesium, Vitamin B12, Omega-3-Fettsäuren.**

Häufige Anzeichen für einen Mangel an Mikronährstoffen

Es gibt verschiedene Anzeichen für einen Mangel an Mikronährstoffen, die jedoch recht unspezifisch sind, unter anderem:

- **Müdigkeit** und **Erschöpfung:** Häufig fehlt es an Eisen, Vitamin B12 oder Magnesium.
- **Haarausfall** und **brüchige Nägel:** Häufig fehlt es an Zink, Biotin oder Eisen.
- **Muskelschmerzen** und **Krämpfe:** Häufig fehlt es an Magnesium.
- **Geschwächtes Immunsystem:** Häufig fehlt es an Vitamin C, D oder Selen.
- **Konzentrationsprobleme** und **Gedächtnisschwäche:** Häufig fehlt es an Omega-3, B-Vitaminen oder Eisen.

Welche Mikronährstoffe ergänzen bei PMS und PMDS – fachmedizinische Empfehlungen

Ein interdisziplinäres Team aus der Schweiz, zu dem allgemeine Gynäkolog:innen, gynäkologische Endokrinolog:innen, Psychiater:innen, Psycholog:innen und Spezialist:innen für Phytotherapie gehörten, entwickelte im Jahr 2016 einen Algorithmus zur Behandlung von PMS und PMDS unter Berücksichtigung der reproduktiven Phasen. Die Expert:innen empfehlen, die folgenden Mikronährstoffe[126] in der angegebenen Dosis kontinuierlich zu ergänzen:

- **Kalzium:** 1200 Milligramm (mg) pro Tag
- **Vitamin E:** 150 bis 600 Internationale Einheiten (IE) pro Tag
- **Vitamin B6 (Pyridoxin):** 50 bis 100 mg pro Tag

- **Magnesium:** 200 bis 500 mg pro Tag
- **Myo-Inositol:** 12 g Pulver pro Tag

Zum Ergänzen der individuellen Ernährung mit darin erwiesenermaßen fehlenden Nährstoffen gibt es inzwischen zahlreiche Mittel auf dem Markt. Darunter befinden sich sowohl Produkte mit nur einem Wirkstoff als auch Produkte, die aus einem Wirkstoffmix bestehen. Unter der Vielzahl an verfügbaren Nahrungsergänzungsmitteln sind auch solche, die speziell für verschiedene Mangelsituationen entwickelt wurden, die für Frauen typisch sind. So gibt es beispielsweise Produkte, die sich positiv auf den weiblichen Zyklus auswirken und für eine gesunde Hormonbalance sorgen. Auch spezielle PMS-Produkte sind bereits auf dem Markt.
Hier gilt es, auszuprobieren, welche Wirkstoffkombination die Beschwerden der Frauen mit PMS und PMDS spürbar lindert. Ich empfehle gerne ein Kombipräparat, das Vitamin B2 und B6, Magnesium, Eisen, Mönchspfeffer, Ginkgo und Pinienrinde enthält. In meiner Praxis habe ich sehr gute Erfahrungen mit dieser Mischung aus Vitaminen, Mineralien und Arzneipflanzen gemacht. Womit ich direkt bei der nächsten Behandlungsmaßnahme bin: der Pflanzenheilkunde (Phytotherapie).

Wirksame Pflanzenstoffe gegen PMS- und PMDS-Beschwerden (Phytotherapie)

Gerade in der Frauenheilkunde gibt es viel Wissen zur Phytotherapie, also zur Anwendung von pflanzlichen Mitteln als Arznei, um gesundheitlichen Beschwerden vorzubeugen, diese zu lindern oder gar zu heilen. Zum Einsatz kommen Arzneipflanzen, Teile davon wie Blüten, Blätter oder Wurzeln oder Zubereitungen daraus, beispielsweise Extrakte. Wichtig zu wissen: Solche pflanzlichen Arzneimittel, die auch Phytotherapeutika beziehungsweise Phytopharmaka genannt werden, unterliegen in vollem Umfang der Arzneimittelüberwachung. Damit gewährleisten die entsprechenden Zulassungs- und Überwachungsbehörden die Wirksamkeit, die Qualität und die Sicherheit für den sachgemäßen Gebrauch der Mittel.[127]

Ich bin mir sehr wohl bewusst, dass ein klinischer Nachweis der Wirkung von Phytotherapeutika beziehungsweise Phytopharmaka schwierig ist, sowohl aufgrund der technischen als auch wirtschaftlichen Machbarkeit entsprechender Studien. Schließlich müsste nicht nur die Wirkung der Mittel als Gesamtprodukt (sogenannter Drogengesamtextrakt) nachgewiesen werden, sondern auch die Wirkung der einzelnen gegebenenfalls darin steckenden Substanzen. Wobei es für diverse davon bereits positive Bewertungen seitens der zuständigen Behörden gibt, die sich auf pharmazeutische, pharmakologische, toxikologische und klinische Daten stützen. In der Praxis erlebe ich die Synergien, die die einzelnen pflanzlichen Wirkstoffe in der Gesamtkomposition eingehen. Mir ist wichtig, darauf hinzuweisen, dass ich vor dem beschriebenen wissenschaftlichen Hintergrund die Phytotherapie nicht auf eine Stufe mit der Homöopathie stelle. Denn anders als die Pflanzenheilkunde geht die Homöopathie nicht von einer Wirkung bewährter Heilpflanzen oder von pharmakologischen Prinzipien aus, sondern von Ähnlichkeits- und Verdünnungsprinzipien.

Als Frauenärztin betrachte ich meine Patientinnen ganzheitlich. Und deshalb ist die Phytotherapie bei bestimmten Beschwerden oder Erkrankungen für mich eine wirkungsvolle Ergänzung zu konventionellen Medikamenten, mitunter sogar eine Alternative.

Mit Blick auf meine Patientinnen mit PMS und PMDS setze ich auf die positive Wirkung verschiedener Phytopharmaka, darunter Mönchspfeffer (auch Keuschbeere genannt), Nachtkerzenöl, Safran und Ginkgo. Ich orientiere mich dabei an dem Algorithmus der bereits erwähnten Expert:innengruppe zur Kräutertherapie, der empfiehlt, die folgenden Phytopharmaka kontinuierlich einzunehmen:

- **Mönchspfeffer** (Vitex agnus-castus L., fructus): täglich 20 mg* → beeinflusst Hormonstoffwechsel und Botenstoffe
- **Nachtkerzenöl** (Oenothera biennis L., Oleum): täglich 1 bis 6 g → gleicht hormonelles Ungleichgewicht aus und lindert typische PMS- und PMDS-Beschwerden wie Brustspannen und Stimmungsschwankungen
- **Safran** (Crocus sativus L.): täglich 30 mg* → wirkt antidepressiv, schmerzstillend und antioxidativ[128]

Ausschließlich in der zweiten Zyklushälfte sollte eingenommen werden:

- **Ginkgo** (Ginkgo biloba L. Folium): täglich 120 bis 160 mg*

Die hier zitierten Mengenangaben sind jeweils die Höchstgrenze, also die maximale Menge von dem jeweiligen Wirkstoff, die pro Tag eingenommen werden darf. Ich habe in meiner Praxis die Erfahrung gemacht, dass meine Patientinnen unterschiedlich auf die einzelnen Wirkstoffe beziehungsweise Wirkstoffkombinationen reagieren. Deshalb empfehle ich zum Start meist eine niedrigere Menge und erhöhe diese je nachdem, ob und wie das Mittel anschlägt.

* Trockenextrakt

Laut dem interdisziplinären Team aus der Schweiz gibt es für die Wirksamkeit von Mönchspfeffer bei PMS die stärksten Belege. Demnach erwiesen sich Mönchspfefferextrakte bei Frauen mit PMS besser als Placebo, Vitamin B6 (Pyridoxin) und Magnesiumoxid.[129]
Bei Frauen, die an PMDS leiden, zeigte Mönchspfeffer mal eine gleichwertige Wirkung wie das Antidepressivum Fluoxetin, das zur Gruppe der Selektiven Serotonin-Wiederaufnahmehemmer (auf Englisch: »Selective Serotonin Reuptake Inhibitor«, kurz: SSRI) zählt,[130] und mal wirkte Fluoxetin besser als Mönchspfeffer.[131]
Grundsätzlich ist belegt, dass Mönchspfeffer gegen körperliche und psychische Symptome von PMS beziehungsweise PMDS wirkt: So reagierten in Untersuchungen 52 bis 81 Prozent der PMS- und PMDS-Patientinnen auf die Gabe von Mönchspfeffer[132]. Das Schweizer Team empfiehlt, Mönchspfeffer für wenigstens drei Monate zu schlucken, gibt aber zu bedenken, dass dieser als »dopaminerger Agonist«[126] gilt, also die Wirkung des Neurotransmitters Dopamin nachahmt und die Wirkung von Antipsychotika verstärken beziehungsweise schwächen könnte.

Wichtig: Auf der gezeigten Liste der Phytopharmaka beziehungsweise Phytotherapeutika gegen PMS und PMDS steht auch das pflanzliche Arzneimittel Johanniskraut (Hypericum perforatum L.) mit einer empfohlenen Einnahmemenge von täglich 900 mg Trockenextrakt. Es gilt insbesondere als pflanzliches Antidepressivum.
Aber: Im Zuge meiner Auseinandersetzung mit PMS und PMDS begegneten mir auch Gegenstimmen zum Einsatz von Johanniskraut bei diesen beiden Krankheitsbildern. Sowohl Gynäkolog:innen als auch Psychiater:innen gaben zu bedenken, dass Johanniskraut in Wechselwirkung mit

hormonellen Verhütungsmitteln treten und deren Wirkung schwächen kann, weil es den Abbau der Wirkstoffe beschleunigt. Das ist besonders relevant, da die »Pille« & Co. selbst zur möglichen Behandlung von PMDS eingesetzt werden (siehe Kapitel: »Wie die Gynäkologie bei PMS und PMDS helfen kann«). Außerdem bringt Johanniskraut eine Lichtüberempfindlichkeit als unangenehme Nebenwirkung mit sich. Aus diesen Gründen kann ich dieses pflanzliche Arzneimittel nur eingeschränkt empfehlen.

Ausreichend trinken

Wenn es um gesunde Ernährung geht, darf die ausreichende Versorgung des Körpers mit Wasser nicht fehlen. Auch wenn es abgedroschen klingt: Wasser ist nun einmal ein Lebenselixier. Wasser steckt in jeder einzelnen Körperzelle und in sämtlichen Körperflüssigkeiten. Es dient sowohl als Transportmittel als auch als Lösungsmittel für Nährstoffe. Zudem ist es maßgeblich an der Regulation der Körpertemperatur beteiligt.

Mit Fokus auf den weiblichen Zyklus, PMS und PMDS können Frauen unter bestimmten Symptomen leiden, wenn sie nicht ausreichend Wasser trinken:

- **Hydratation:** Während des Zyklus sorgen die hormonellen Veränderungen häufig auch dafür, dass frau vermehrt Wasser lassen muss. Eine Studie[133] zeigte, dass bei den meisten der Studienteilnehmerinnen die zyklischen Harnwegssymptome, wie häufiges Wasserlassen oder ein verstärkter Harndrang, direkt vor der Periode am ausgeprägtesten waren. Um die dadurch erhöhte Flüssigkeitsausscheidung auszugleichen und einem möglichen Wassermangel (Dehydration) entgegenzuwirken, ist es nötig, ausreichend Wasser zu trinken.

- **Wassereinlagerungen:** Besonders an den Tagen vor den Tagen lagern viele Frauen Wasser ein.[134] Laut dieser Studie kommt eine Beispielfrau mit einem Gewicht von 65 kg im Schnitt auf ein zusätzliches Volumen von 800 Kubikzentimetern (cm^3, entspricht 0,8 Litern) an Wasser. Gegen die Wassereinlagerungen bei PMS und PMDS hilft es, viel zu trinken. Das scheint nur auf den ersten Blick widersprüchlich: Der Körper kann dank der passenden Wasserzufuhr überschüssiges Wasser besser ausscheiden. Denn wenn er zu wenig davon bekommt, speichert er jeden Tropfen Wasser im Gewebe, um die »Durststrecke« zu überbrücken. Wer ausreichend trinkt, regt den Kreislauf an und hält ihn buchstäblich am Laufen. Dank der damit erzielten optimalen Wasserausscheidung kommt es zu weniger Wasseransammlungen im Körpergewebe.
- **Blähungen:** Ausreichend Wasser trägt zu einer reibungslosen Verdauung bei – im Magen-Darm-Trakt bilden und sammeln sich dann nicht übermäßig Gase. Das heißt, dass eine optimale Wasserversorgung auch ein unangenehmes Aufblähen des Körpers und Blähungen mindert.
- **Stimmungstief:** Wassermangel im Körper weckt ein allgemeines Gefühl von Unwohlsein. Kein Wunder, denn sämtliche Vorgänge im Körper sind dann nicht mehr im natürlichen Fluss. Das dämpft auch die Stimmung.

Wie viel Wasser trinken?

Der Körper scheidet andauernd Flüssigkeit über die Nieren (Urin), den Darm (Stuhl), die Haut (Schweiß) sowie über die Lunge (Atem) aus. Der gesamte Wasserumsatz variiert von Mensch zu Mensch und liegt nach neusten Erkenntnissen[135] irgendwo zwischen einem und sechs Litern pro Tag. Diese Werte geben jedoch den Gesamtumsatz wieder und nicht die Trinkmenge, die tatsächlich erforderlich ist. Wenig aktive Frauen zwischen 20 und 30 Jahren benötigen der Studie zufolge etwa 1,3 Liter Trinkwasser am Tag. Unter besonderen Umständen wie hoher Energieumsatz, Hitze, trockene kalte Luft, reichlich Speisesalzverzehr, Fieber, Erbrechen und Durchfall ist der Wasserbedarf des Körpers erhöht.

Bis zur Hälfte der benötigten Wassermenge wird über feste Nahrungsmittel aufgenommen. Wasserquellen sind vor allem: Gemüse und Obst. Die andere Hälfte oder mehr des benötigten Wassers kommt mit Getränken in den Körper. Mineral- und Trinkwasser sowie (ungesüßte) Kräuter- und Früchtetees gelten als beste Getränke.

Wichtig: Zwar rät die DGGG bei PMS-Beschwerden grundsätzlich dazu, weniger als sonst zu trinken und auf koffeinhaltige Getränke wie Kaffee, Cola-Getränke und Tee möglichst ganz zu verzichten. Denn Koffein »verstärkt PMS-Symptome um ein Vielfaches; vor allem Spannen in der Brust wird durch eine hohe Flüssigkeitsaufnahme und Koffein verstärkt.«[112] Diese Empfehlung richtet sich vor allem an Frauen, die unter ausgeprägtem Brustspannen oder Wassereinlagerungen leiden, da hier eine Reduktion von Koffein und eine leichte Begrenzung der Flüssigkeitszufuhr tatsächlich Linderung bringen kann. Doch das sollte für andere Betroffene keine Einladung sein, zu wenig zu trinken. Bei Frauen, die unter PMS- oder PMDS-Beschwerden wie Kopfschmerzen oder gar Migräne leiden, kann eine zu geringe Flüssigkeitszufuhr aus meiner Sicht kontraproduktiv sein, weil ein Flüssigkeitsmangel diese PMS- und PMDS-Beschwerden zusätzlich befeuern kann.

Erste Anzeichen für einen Wassermangel sind Durst, Kopfschmerzen, Schwindel, Konzentrationsprobleme und Müdigkeit. Wer diese verspürt und sich sicher ist, zu wenig Wasser zu sich genommen zu haben, sollte rasch trinken, um den Körper mit Flüssigkeit zu versorgen.

Die Wirkung von Koffein auf den Zyklus

Dass auch Koffein das Zyklusgeschehen beeinflussen kann, ist schon länger bekannt. Koffein ist eine chemische Verbindung, die unter anderem in Kaffeebohnen, Kakaobohnen und Teeblättern (schwarzer, grüner, weißer und Oolong-Tee) steckt. Koffein wirkt direkt nach dem Verzehr von Lebensmitteln und Getränken, denen es zugesetzt wird, für etwa 15 bis 30 Minuten anregend (energetisierend). Je nach körperlicher Verfassung bleibt Koffein über Stunden im Körper und wirkt kurzfristig auch auf das zentrale Nervensystem: Schlafstörungen, erhöhte Ängstlichkeit und Verhaltensänderungen (Unruhe, Nervosität) können die Folge sein.[136] Langfristig kann ein erhöhter Koffeinkonsum zudem Herz-Kreislauf-Probleme verursachen.

Koffein begünstigt die Ausschüttung des Stresshormons Cortisol, was auch den weiblichen Zyklus beeinträchtigen kann. Denn infolgedessen schwankt der Blutzucker – und damit häufig auch die Stimmung. Müdigkeit und Kopfschmerzen treten auf. All das sind auch typische PMS- und PMDS-Symptome.

Doch die Studienlage ist hier widersprüchlich: So fanden die einen Wissenschaftler:innen heraus, dass Frauen mit einem hohen Koffeinkonsum ein höheres Risiko für einen verkürzten Zyklus hatten.[137] Andere belegten, dass Kaffee ein Risikofaktor für verlängerte Menstruationsblutungen, längere Zyklen, starke Blutungen und starke Menstruationsbeschwerden war.[138] Dem stehen Forschungsergebnisse gegenüber, die weder einen Zusammenhang zwischen dem Koffeinkonsum und dem Menstruationszyklus feststellten[139] noch Koffein als Risikofaktor für PMS- und PMDS-Beschwerden bestätigen konnten[140]. Jedoch gibt es Belege dafür, dass Schokolade sogar vor PMS-Beschwerden schützt.[141] Und interessanterweise konnte beim Konsum von Tee kein Risiko beobachtet werden.

Hier kommt es auf künftige Forschungsarbeiten und ihre Ergebnisse an. Bis dahin halte ich mich an die praktischen Erfahrungen, die ich mit meinen Patientinnen bislang gesammelt habe: Und die sprechen klar für einen sehr gemäßigten Genuss von Koffein.

Die Wirkung von Zucker auf den Zyklus

Der Konsum sogenannter Softdrinks wie Limonaden, Brausen und Energydrinks, aber auch natürlich zuckerhaltiger Getränke wie Fruchtsäfte und Schorlen, führte bei fast einem Viertel der Frauen, die an einer Studie teilnahmen, dazu, dass sich die Wahrscheinlichkeit von Regelschmerzen erhöhte. Dabei kam es auch auf die Menge an: Je mehr die Frauen von den aufgezählten Getränken tranken, desto höher war ihr Risiko für stärkere Regelschmerzen. Diejenigen, die nur einmal in der Woche oder seltener Softdrinks und andere zuckerhaltige Getränke zu sich nahmen, hatten tendenziell eher leichtere Regelbeschwerden.

Die Forschenden vermuten als Ursache dessen den Zucker in den Softdrinks. Zucker scheint das Risiko für Menstruationsschmerzen also zu erhöhen oder verschlimmert diese.[142] Es scheint so zu sein, dass Zucker, der über Speisen und Getränke konsumiert wird, die Produktion, die unter anderem im Gewebe der Gebärmutter stattfindet, und die

Ausschüttung von Prostaglandinen fördert. Diese Botenstoffe sind Hormonen ähnlich und spielen eine Schlüsselrolle beim Entstehen von Menstruationsbeschwerden. Frauen mit stärkeren Krämpfen während ihrer Menstruation produzieren mehr davon als Frauen, die keine oder nur leichte Regelschmerzen haben.

Ob Zucker auch das Risiko für PMS und PMDS erhöht, ist noch nicht vollends geklärt. Eine der ersten Studien[143] in diese Richtung kam zu dem Ergebnis, dass der Konsum von Zucker nicht mit einem PMS-Risiko verbunden ist. Allerdings sprachen sich die Macher:innen der Studie für weitere Forschung aus.

Ich beobachte in meiner Praxis, dass Süßes die Gesundheit meiner Patientinnen sehr wohl manipuliert. Ich stelle zumindest bei einem Teil von ihnen einen Effekt mit hohem Suchtpotenzial fest. So »belohnen«, »trösten« oder »entspannen« sich manche Frauen mit zuckerreichem Essen und legen früher oder später an Gewicht zu. Das Plus auf der Waage beeinflusst ziemlich schnell auch das Zyklusgeschehen. Zugleich bremst es den Willen, sich zu bewegen, mehr und mehr aus. Ein Teufelskreis, dem viele mehrgewichtige Frauen ohne Hilfe kaum entkommen können.

Dass Zucker direkt Einfluss auf das Stresshormon Cortisol hat, gilt inzwischen als erwiesen – doch die Studienlage ist widersprüchlich: So haben Wissenschaftler:innen mit einer Studie herausgefunden, dass die Cortisol-Stressreaktion, also die vermehrte Ausschüttung von Cortisol bei Stress, nach dem Verzehr von Zucker bei Männern wie Frauen deutlich steigt.[144] Wobei die Reaktion der Männer sogar noch stärker als die der Frauen ist. Eine andere Studie hatte das Gegenteil zum Ergebnis, nämlich dass kalorienreiche Nahrung, die Zucker und gesättigte Fettsäuren enthält, die Cortisolreaktion nach einer stressigen

Situation dämpft.[145] Hier bleibt nur, weitere Forschungsergebnisse abzuwarten.
Auch die Empfindlichkeit des Gehirns gegenüber Insulin, eines der wichtigsten Hormone, das den Blutzuckerspiegel reguliert, schwankt bei Frauen mit dem Spiegel der weiblichen Hormone[146], was das Essverhalten, den Stoffwechsel und die Fettverteilung im Körper beeinflusst. In der Follikelphase reagiert das Gehirn besonders gut auf Insulin, die Insulinsensitivität ist also hoch, in der Lutealphase dagegen ist sie deutlich schwächer – das Gehirn gilt dann sogar als insulinresistent.
Auch hier hoffe ich auf künftige Erkenntnisse und rate meinen Patientinnen mit PMS und PMDS einstweilen zu einem bewusst gemäßigten Zuckergenuss.

Die Wirkung von Salz auf den Zyklus

Wenn ich über den Zucker schreibe, darf ich das Salz nicht unbeachtet lassen: Salz (Natriumchlorid) liefert den Nährstoff Natrium. Der ist wichtig für die Verdauung, den Blutdruck, den Wasserhaushalt und die Erregbarkeit von Muskeln sowie Nerven.[108]
Grundsätzlich sollte in der PMS-Zeit laut DGGG und BVF[112] möglichst auf Salz verzichtet werden, weil Salz im Übermaß das Einlagern von Wasser fördert. Das wiederum führt zu Spannungsgefühlen, insbesondere in den Brüsten, und zu Blähungen. Ein Zuviel an Salz kann laut heutigem Kenntnisstand außerdem den Körperstress (sowohl Ruhestress als auch reaktiver Stress auf Umwelteinflüsse) erhöhen, weil Salz insbesondere das »Stresshormon« Cortisol beeinflusst, und die Gehirngesundheit beeinträchtigen.[147] Erwachsene Menschen sollten deshalb möglichst weniger als sechs Gramm (g) Salz pro Tag zu sich nehmen.[148]

Aber: Ich bin bei meiner Recherche auf eine Reihe von Studien[149, 150, 151] gestoßen, die darauf hinweisen, dass eine salzarme Ernährungsweise bei Gesunden die Insulinresistenz erhöht. Das wiederum ist ein Risikofaktor für Herz-Kreislauf-Erkrankungen und Diabetes – und sollte deshalb immer mitbedacht werden.

Die Wirkung von Genussdrogen auf den Zyklus

Zwischen dem Konsum von Alkohol und PMS beziehungsweise PMDS gibt es laut wissenschaftlichen Studien einen »moderaten Zusammenhang«. Ein starker Alkoholkonsum verstärkt demnach das PMS-Risiko.[152] Zudem sollte frau wissen, dass Alkohol dem Körper generell wichtige Nährstoffe (Vitamine und Mineralien) entzieht.[153]
Ebenso ist erwiesen, dass Nikotin den weiblichen Zyklus beeinträchtigt[154]: Rauchen kann zu Menstruationsstörungen, verfrühter Menopause, verminderter Fruchtbarkeit und sogar zu Unfruchtbarkeit (Infertilität) führen. Es gibt zudem wissenschaftliche Erkenntnisse dazu, wie das Rauchverhalten mit dem Menstruationszyklus schwankt: So verstärkt sich das Verlangen nach Nikotin vor und während der Menstruation.[155]

Wie das Essverhalten den weiblichen Zyklus, PMS und PMDS beeinflusst

Angesichts der Fakten, die ich hier zur Ernährung und ihrem Einfluss auf den weiblichen Zyklus im Allgemeinen und den Zyklus mit PMS und PMDS im Besonderen zusammengetragen habe, spricht für mich alles dafür, dass frau die Wirkung der Nährstoffe auf das zyklische Geschehen in ihrem Körper mitdenken muss, um sich zyklusgesund zu ernähren. Zyklusgesund bedeutet für mich: zykluskonform beziehungsweise zyklussynchron. Der englische Fachbegriff »Cycle Syncing« dafür hat sich mittlerweile durchgesetzt. Aus den geschilderten Fakten kann ich folgende Empfehlungen für die Synchronisierung von Ernährung und Zyklus ableiten.

Zyklussynchron essen

Beim Cycle Syncing wird die Ernährung gezielt an die vier Phasen des weiblichen Zyklus angepasst, um das körperliche und emotionale Wohlbefinden der Frauen zu steigern. Jede Phase bringt unterschiedliche hormonelle Veränderungen mit sich – hier kommen konkrete Ernährungsempfehlungen für die vier Zyklusphasen[156]:

1. Menstruationsphase (Tag 1 der Blutung bis etwa Tag 5)
Ziel: Blutverlust ausgleichen, Krämpfe lindern, Wassereinlagerungen vermeiden
Empfohlene Lebensmittel:

- Eisenquellen: rotes Fleisch, rote Linsen, Bohnen, Spinat, Grünkohl
- Magnesiumquellen: Avocado, Ölsamen (zum Beispiel Kürbiskerne), Trockenfrüchte
- Omega-3-Fettsäure-Quellen: Makrele, Hering, Seebarsch (tierisch), Algen (pflanzlich)

Verzicht: weniger Kaffee, schwarzer Tee, Alkohol und Salz

2. Follikelphase (nach der Periode bis zum Eisprung, etwa Tag 6 bis 13)
Ziel: Energieaufbau, Kraft tanken, Muskeln aufbauen, Vitalität fördern
Empfohlene Lebensmittel:

- frisches Obst und Gemüse: zum Beispiel Spinat, Gurke, Tomaten, Melone, Ananas
- Entwässerndes: Spargel, Zwiebeln, Salat
- Kohlenhydrate: Vollkornprodukte (Haferflocken, Quinoa, Vollkornbrot)
- ungesättigte Fette: Avocado, Olivenöl, Nüsse

3. Ovulationsphase (Eisprung, etwa Tag 14 bis 16)
Ziel: Körper bei hoher Aktivität optimal versorgen
Empfohlene Lebensmittel – wie in der Follikelphase, ergänzt mit:

- leicht verdaulichen Proteinen: Hülsenfrüchte, Fisch, mageres Fleisch
- Vitaminen und Mineralien: alle bunten Gemüsearten, Kräuter

4. Lutealphase (nach dem Eisprung bis zur nächsten Periode, etwa Tag 17 bis 28)
Ziel: Stimmung stabilisieren, Heißhunger reduzieren, Verdauung unterstützen und andere PMS- und PMDS-Symptome abmildern
Empfohlene Lebensmittel:

- komplexe Kohlenhydrate: Vollkornreis, Vollkornnudeln, Vollkornbrot
- Magnesium: Mandeln, Bananen, Mangold, Rote Bete, Hafer

- Vitamin B6: Spinat, Erbsen, Kartoffeln
- Stimmungsbooster: dunkle Schokolade (hoher Kakaoanteil)
- blähungsarme Gemüse – am besten gedämpft: Pastinaken, Zucchini, Karotten

Was mir am Konzept Cycle Syncing in Bezug auf die Ernährung besonders gut gefällt, ist, dass frau damit den natürlichen weiblichen Rhythmus ihres Körpers unterstützt, anstatt gegen ihn zu arbeiten. Ich erlebe mit meinen Patientinnen, dass sich dank der an die Zyklusphasen angepassten Mahlzeiten und Nährstoffe ihr Energielevel, ihre Stimmung und ihr körperliches Wohlbefinden verbessern.

PMS-Typen und die passende Ernährungsweise

Bei meinen Recherchen stieß ich unter anderem auch auf diese Ernährungsempfehlungen[157] – passend zu vier der bereits von mir besprochenen sechs PMS-Typen (siehe Kapitel »Was ist PMS?«). Die Typen PMS-O und PMS-T bleiben hier unberücksichtigt, vermutlich, weil die zugehörige Symptomatik weniger spezifisch (PMS-O) beziehungsweise zu vermischt (PMS-T) ist:

- Bei PMS-A sollte frau mehr Nahrungsmittel wie Kreuzblütler (Brokkoli, Blumenkohl, Rosenkohl und Grünkohl[158]) zu sich nehmen, die ihren Östrogenstoffwechsel und die Entgiftung des Körpers unterstützen.
- Bei PMS-C gilt es vor allem, den Blutzuckerhaushalt und die Insulinempfindlichkeit zu verbessern. Zum Stabilisieren des Blutzuckerhaushalts sollte frau zu jeder Mahlzeit eine Eiweiß- und Ballaststoffquelle einbauen, beispielsweise Hülsenfrüchte, Naturjoghurt, Nüsse und Gemüse.

Eiweiß verhindert schnelle Blutzuckerspitzen, Ballaststoffe verlangsamen die Aufnahme von Glukose. Um die Insulinempfindlichkeit zu verbessern, sollte frau raffinierte Kohlenhydrate und Zucker meiden und diese mit komplexen Kohlenhydraten wie Vollkorn, Hafer, Quinoa und Hülsenfrüchten ersetzen. Weniger schnell verfügbare Zucker entlasten die Bauchspeicheldrüse, und komplexe Kohlenhydrate unterstützen die Zellen dabei, sensibler auf Insulin zu reagieren.

- Bei PMS-H ist es wichtig, dass frau viel Wasser trinkt, auf ihren Salzkonsum achtet und kaliumreiche Lebensmittel isst, zum Beispiel grünes Blattgemüse, Süßkartoffeln, Avocados, getrocknete Aprikosen, Bohnen und Linsen.
- Bei PMS-D sollten zum einen Lebensmittel verzehrt werden, die die Gehirngesundheit fördern, beispielsweise fetter Fisch (reich an Omega-3-Fettsäuren), Beeren (reich an Antioxidantien), Nüsse und Samen (enthalten Vitamin E), grünes Blattgemüse (reich an Vitamin K und Folsäure) und Vollkornprodukte (liefern eine stetige Energiequelle). Zum anderen sollten »stimmungsaufhellende« Lebensmittel wie Bananen, Avocados, Nüsse, fetter Fisch, Beeren, Haferflocken und Hülsenfrüchte auf dem Speiseplan stehen.

Heißhunger bei PMS und PMDS

Viele meiner PMS- und PMDS-Patientinnen berichten mir von Heißhunger an den Tagen vor den Tagen und teils auch noch während der Blutungstage. Einige Forschung dazu gibt es bereits, gleichwohl diese noch längst nicht alle Zusammenhänge zwischen dem Zyklusgeschehen und aufkommendem Heißhunger erklären kann. So konnte beispielsweise gezeigt werden, dass bei Frauen der allgemeine Appetit in der späten Lutealphase im Vergleich zur Menstruations-, Follikel- und Ovulationsphase signifikant zunahm. Ihr Verlangen nach Süßem, insbesondere nach Schokolade, stieg ebenso wie das nach Salzigem. Für Frauen mit niedrigen Gestagenspiegeln und mit stärkeren Regelbeschwerden war Essen in der Zeit vor der Blutung sehr viel verlockender als in anderen Zyklusphasen.

Dahinter steckt nach derzeitiger wissenschaftlicher Erkenntnislage ein selbstsüchtiges Gehirn (»selfish brain«). Der gleichnamigen Theorie zufolge ist das menschliche Gehirn nämlich dazu in der Lage, die Energieversorgung des gesamten Körpers so zu regeln, dass es – im Vergleich mit anderen Organen, die ebenfalls einen hohen Energiebedarf haben – vorrangig den eigenen Energiebedarf (circa zwanzig Prozent des Gesamtbedarfs) deckt. Mit der Selfish-Brain-Theorie lässt sich nicht nur erklären, wie es zu Übergewicht (Adipositas) kommt, sondern auch, warum Heißhunger in Stresssituationen auftritt. Wer andauernd psychosozialen Stress erlebt, braucht jede Menge Energie, um diesen zu bewältigen. Es kommt zu einer Konkurrenz um die verfügbare Energie zwischen Gehirn und Körperorganen. Da sich das Gehirn mehr Energie sichert (sogenannter Brain-Pull), mangelt es den Organen früher oder später daran. Das zeigt sich in abnehmender Körpermasse, während die Gehirnmasse gleich bleibt. Eine Überlebensstrategie ist es, mehr Energie aufzunehmen, indem der Körper mit Heißhunger danach verlangt (sogenannter Body-Pull[159]). Wer diesen Zusammenhang versteht, kann Gegenmaßnahmen ergreifen:

Heißhungerattacken lässt sich gezielt vorbeugen. Ich habe hier zehn Tipps zusammengetragen, die sich in meiner Praxis bewährt haben:

1. Regelmäßige, ausgewogene Mahlzeiten

Heißhunger kommt auf, wenn der Blutzucker schwankt. Wer alle drei bis vier Stunden eine ausgewogene Mahlzeit mit Kohlenhydraten, Proteinen und gesunden Fetten einnimmt, hält den Blutzucker in der Balance.

2. Zyklusphasen beachten

Wer seinen Zyklus trackt, kann das Zyklusgeschehen und damit auch die eigene Befindlichkeit in den verschiedenen Zyklusphasen recht gut absehen und sich entsprechend zykluskonform ernähren. Das nimmt dem Heißhunger seinen Überraschungseffekt und macht ihn zumindest »berechenbarer«.

3. Antrinken gegen den Heißhunger

Durst wird oft mit Hunger verwechselt. Ein Glas Wasser oder eine Tasse ungesüßter Tee halten das Verlangen nach Süßem, Salzigem und/oder Fettigem in Schach.

4. Bewusst genießen – ohne schlechtes Gewissen

Ein Stückchen Schokolade oder eine Handvoll Chips machen nichts »kaputt«. Ganz bewusst klein gehaltene Portionen schaden weniger als unkontrollierbare Fressanfälle infolge eines absoluten Verzichts.

5. Ausreichend schlafen

Bei zu wenig oder schlechtem Schlaf steigen die Anteile des Hormons Ghrelin (macht hungrig), während die von Leptin sinken (macht satt). Das ist die »beste Ausgangslage« für Heißhungerattacken am nächsten Tag. Ausreichender und guter Schlaf dagegen trägt dazu bei, dass Heißhunger gar nicht erst aufkommt.

6. Achtsam essen

Wer bewusst isst, sich dafür Zeit lässt und jeden Bissen gründlich kaut, spürt das Sättigungsgefühl besser. Die Gefahr, sich mit Schokolade oder Chips zu überfressen, sinkt damit.

7. Heißhungerattacken bewusst hinterfragen

Mitunter ist es gar nicht der Körper, der nach süßem Trost oder fettiger Belohnung verlangt, sondern die Seele. Deshalb sollte frau sich angewöhnen, bei Heißhunger genau hinzuschauen: Was brauche ich gerade wirklich? Nähe? Ruhe? Trost? Und dann eine Alternative zum Essen finden. Sie könnte spazieren gehen, singen, tanzen oder mit einem Lieblingsmenschen telefonieren.

8. Gesunde Snacks griffbereit legen

Was in greifbarer Nähe liegt, wird gegriffen, sobald der Heißhunger aufkommt: Nüsse, Beeren, rohes Gemüse mit Dip, dunkle Schokolade, Reiswaffeln sind allemal gesünder als Industriezucker- und/oder Salzbomben.

9. Regelmäßige Bewegung einplanen

Wer sich regelmäßig bewegt, reguliert den Appetit, stabilisiert den Blutzucker und baut Stress ab. Zugleich lenkt die körperliche Aktivität vom Heißhunger ab. Es muss nicht mal ein Work-out sein – auch ein Spaziergang hilft schon, um dem Heißhunger »aus dem Weg« zu gehen.

10. Stress gezielt mindern

Stresshormone wie Cortisol können das Verlangen nach Zucker und Fett verstärken. Wer tägliche Mikropausen für Atemübungen, Meditation, Journaling, Yoga oder fürs Nichtstun einlegt, reguliert seinen Stresspegel.

Zum Merken

1. Nährstoffe sind für die biopsychischen Vorgänge im Körper unerlässlich. Eine gesunde, ausgewogene Ernährung deckt einen Großteil des individuellen Bedarfs an Nährstoffen. Dennoch ist es ratsam, die Nährstoffversorgung regelmäßig zu checken, denn in bestimmten Lebensumständen braucht der Körper den einen oder anderen Nährstoff in besonderem Maße. Insbesondere bei PMS und PMDS besteht eine gute Chance, den erhöhten Bedarf an bestimmten Nährstoffen und/oder Pflanzenstoffen (Phytopharmaka) zu supplementieren und damit die mit PMS und PMDS einhergehenden Beschwerden zu lindern.
2. Mit Blick auf die bedeutende Rolle von Ernährung für die Abläufe im Körper ist es sinnvoll, dass Frauen sich zykluskonform ernähren, da die Bedarfe an Nährstoffen zyklisch variieren.
3. Wir wissen inzwischen, dass Zucker, Koffein, Alkohol und Nikotin den individuellen Rhythmus des weiblichen Zyklus beeinträchtigen und Beschwerden von PMS und PMDS verstärken können. Betroffene Frauen sollten ihren Genussdrogenkonsum deshalb entsprechend einschränken.

Bewegung bei PMS und PMDS

Ich bin fest davon überzeugt, dass neben der Ernährung auch die Bewegung ein wichtiger Hebel ist, mit dem sich der weibliche Zyklus beeinflussen lässt. Ich erlebe in meiner Praxis immer wieder, wie Frauen jeden Alters sich selbst helfen, indem sie sich buchstäblich in Bewegung setzen. »Sport wirkt!« – oder, um es wie im Kapitel »Ernährung« zu formulieren: »Sport matters!«. Für mich ist Sport deshalb eine wichtige Maßnahme bei PMS und PMDS. Was mir daran besonders gut gefällt: Jede Frau kann sofort damit starten und bereits nach Stunden die erste positive Wirkung von Bewegung und Sport spüren – im Körper und im Kopf.

Die Wissenschaft bestätigt meine Beobachtungen: Es gibt eine ganze Reihe von Studien, die untersuchten, wie Bewegung und Sport den Zyklus beeinflussen – und umgekehrt. Die wichtigsten Erkenntnisse stelle ich im Folgenden kurz vor.

Allerdings muss ich vorweg dazu schreiben, dass die Gender Data Gap in »Sportstudien« besonders groß ausfällt: Die Sportärztezeitung beziffert sie in Studien zu trainingswissenschaftlichen Methoden zur Verbesserung der sportlichen Leistungsfähigkeit auf krasse 97 Prozent: Nur 3 Prozent der Teilnehmenden sind demnach Frauen[160, 161]. Und die »Überprüfung der Repräsentation weiblicher und männlicher Athleten in der sportwissenschaftlichen und sportmedizinischen Forschung (Evidenzbasierte Leistungsergänzungsmittel)« beispielsweise belegte nicht nur, dass Frauen in den 1826 dabei analysierten Studien deutlich unterrepräsentiert waren, sondern auch, dass die geschlechtsspezifische Verzerrung noch davon verstärkt wurde, dass der Menstruationsstatus der Teilnehmerinnen in 99,5 Prozent der Studien unzureichend klassifiziert und kontrolliert worden war.

Wenn ich die im Folgenden nur ausschnittsweise aufgezeigten Forschungsergebnisse zusammenfasse, deutet der eine Teil der wissenschaftlichen Studien darauf hin, dass Frauen in der Follikelphase (erhöhtes Östrogen) eine bessere Kraft- und Ausdauerleistung zeigen als in der Lutealphase, während ein anderer Teil der Studien keine systematischen Unterschiede ausmachen kann. Ich nehme an, dass dahinter die individuell verlaufenden Hormonveränderungen stecken – ebenso wie unterschiedliche Studiendesigns mit teils recht wenigen Teilnehmerinnen, mit fehlender Standardisierung der Zyklusphasen, mit unterschiedlichen Messmethoden und mit einer noch starken Unterrepräsentation von Frauen in der Sportforschung.

Wie Bewegung, Sport und Zyklus zusammenhängen

Zyklusbeschwerden als Störfaktor im Training und in Wettkämpfen – aktuelle Forschungsergebnisse im Überblick:

- Mit Blick auf ihre Zyklussymptome und deren Einfluss auf Training und Wettkampf nannten 6812 befragte Frauen als häufigste Symptome Stimmungsänderungen und Ängstlichkeit (90,6 Prozent), Müdigkeit und Erschöpfung (86,2 Prozent), Bauchkrämpfe (84,2 Prozent), Brustschmerzen beziehungsweise Spannungsgefühl in der Brust (83,1 Prozent), verstärkter Appetit, Rücken- und Kopfschmerzen, geblähter Bauch, Durchfall oder Verstopfung, Schlafstörungen und andere.[162] Wegen ihrer Beschwerden lassen die befragten Frauen Trainings und Wettkämpfe ausfallen, oder sie modifizieren ihre Teilnahme daran. Zudem nehmen sie deshalb Schmerzmittel ein.
- Von 15 Rugby-Spielerinnen, die regelmäßig internationa-

le Wettkämpfe bestritten, berichteten 93 Prozent über zyklusabhängige Beschwerden.[163]

- Jede zweite (50 Prozent) von 124 Wettkämpferinnen spürt negative Effekte ihres Zyklus im Training – und 56 Prozent auch im Wettkampf.[164]
- Das Risiko von Frauen für eine Kreuzbandverletzung ist vier- bis sechsmal höher als bei Männern in derselben Sportart, wobei das größte Risiko in der ersten Zyklushälfte liegen soll.[165]

Einfluss von zyklussynchronem Training – aktuelle Forschungsergebnisse im Überblick:

- Wissenschaftliche Untersuchungen bescheinigen Krafttraining in der ersten Zyklushälfte (Follikelphase) einschließlich der Ovulation bessere Ergebnisse, während Ausdauerstudien zu gemischten Resultaten kamen.[166] Stoffwechselparameter und Körperzusammensetzung zeigten demnach geringe Veränderungen, während psychologisch positive Zusammenhänge zwischen Leistung und Motivation in der mittleren Follikelphase erkennbar waren. Das heißt, dass sich zyklusorientiertes Training durchaus für Freizeitsportlerinnen auszahlt, während Leistungssportlerinnen und Profis von einem weitreichenderen zyklusbasierten Training profitieren, das Leistungsdiagnostik und angepasste Ernährung einschließt.
- 50 Prozent der teilnehmenden Biathletinnen einer Studie[167] berichteten von einer Verbesserung ihrer Fitness während verschiedener Phasen des Zyklus, während 71 Prozent der teilnehmenden Skilangläuferinnen eine Verschlechterung wahrnahmen. 42 Prozent (Biathletinnen) beziehungsweise 49 Prozent (Skilangläuferinnen) gaben eine verbesserte beziehungsweise verschlechterte

Leistung an. Insgesamt berichteten die meisten Athletinnen von ihrer schlechtesten Fitness (47 Prozent) und Leistung (30 Prozent) sowie von den meisten Nebenwirkungen während der Blutung.

- Bei Fußballspielerinnen fiel die Ausdauerleistung während der zweiten Hälfte des Zyklus (Lutealphase) spürbar schwächer aus als zu anderen Zykluszeitpunkten, während der Einfluss auf die Sprung- und Sprintleistung unklar blieb.[168]

Auch wenn die Zahl der wissenschaftlichen Arbeiten zu den Zusammenhängen zwischen Zyklus einerseits und körperlicher Aktivität andererseits noch gering ist – es tut sich was. Ich bin sehr gespannt, was demnächst an Erkenntnissen aus den internationalen Forschungseinrichtungen kommt – beispielsweise eine gesicherte Antwort auf die Frage, ob hormonelle Zyklusschwankungen das Risiko für Bandverletzungen wie einen Kreuzbandriss erhöhen.[169] Denn klassische Trainings, die für den männlichen Körper samt Hormonprofil entwickelt wurden und somit den weiblichen Körper mit seinem Zyklus außer Acht lassen, bergen für Frauen aus meiner Sicht durchaus das Risiko der Überlastung (sogenanntes Übertraining[160]).

Der Einfluss von Bewegung und Sport auf die Psyche

Für dieses Buch besonders spannend finde ich, dass bei vielen Sportlerinnen die subjektiv empfundene Motivation, das subjektiv empfundene Wohlbefinden und die subjektiv empfundene Leistungsbereitschaft mit dem Zyklus schwanken. Das interessiert mich deshalb, weil selbst dann, wenn die

Wirkung von Bewegung und Sport auf die physische Leistung der Menstruierenden von der Wissenschaft noch nicht genau gemessen werden kann und/oder sich als nicht signifikant herausstellt, noch immer der Einfluss der Psyche bleibt: Und Frauen, die sich in bestimmten Zyklusphasen nicht so kräftig und/oder ausdauernd fühlen, leichter ermüden oder den Kopf nicht sorgen- und/oder stressfrei bekommen und/oder befürchten, dass ihre Blutung einsetzen und/oder sichtbar werden könnte, können ihre gewohnte Leistung möglicherweise nicht abrufen.

Außerdem wissen wir längst um die positive Wirkung von Bewegung und Sport auf depressive Erkrankungen[170, 171, 172, 173, 174], ganz gleich, ob diese eine Grunderkrankung oder eine Begleiterkrankung sind. Körperliche Aktivität ist sowohl ein wirksames Mittel zur Vorbeugung (Prävention) als auch zur Behandlung (Therapie) von Depressionen. Aber: Die Crux dabei ist, dass Depressionen auch dazu führen, dass die Betroffenen weniger körperlich aktiv sind.

Der Zusammenhang zwischen körperlicher Aktivität und Depressionen ist mir hier wichtig, weil depressive Verstimmungen bis hin zu ausgewachsenen Depressionen zu den Beschwerden zählen, mit denen sich eine PMDS gerne zeigt. Belegt ist insbesondere der antidepressive Effekt von Bewegung und Sport auf depressive Episoden und wiederholte depressive Störungen – und das auch in Ausnahmesituationen wie beispielsweise die COVID-19-Pandemie. Körperliche Aktivität punktet hier insbesondere aus zwei Gründen: Sie lässt sich erstens passgenau auf die Patientin zuschneiden und zweitens auch mit anderen Behandlungen kombinieren. Die meisten Studien betrachten bislang die Wirkung von Ausdauersportarten wie Joggen, Walken, Schwimmen oder Radfahren auf Depressionen. Es finden sich aber auch schon Studien, die den Fokus auf Krafttraining, Yoga und Kampfsport als Anti-Depressions-Sport legen. Zusammenfassend stelle ich fest: Der Großteil all dieser Studien kam weitgehend einheitlich zu dem Schluss, dass mit einem steigenden Aktivitätslevel die depressive Symptomatik im Schnitt sinkt.

Anhand der Daten von insgesamt 266 939 Personen (47 Prozent davon Männer), die im Schnitt 7,4 Jahre lang wissenschaftlich beobachtet wurden[175], kam man zu folgendem Ergebnis: Menschen, die nicht körperlich aktiv waren, hatten ein höheres Risiko, eine Depression zu entwickeln, als die, die regelmäßig Sport trieben. Spannend dabei ist, dass mitunter auch schon vergleichsweise niedrig-intensive sowie kurze körperliche Aktivitäten gegenüber körperlicher Inaktivität Wirkung zeigten. Zudem stieg das Risiko für eine Depression dann besonders, wenn die körperliche Inaktivität mit mentaler Passivität (beispielsweise Fernsehprogramm-Berieselung) zusammentraf.

Interessant finde ich, dass ein Sprung in kaltes Wasser[176] Frauen mit Regelbeschwerden guttut: Von 1114 Studienteilnehmerinnen, die regelmäßig draußen in unbeheiztem Wasser schwammen, berichteten 46,7 Prozent von weniger Ängsten und 37,6 Prozent von weniger Stimmungsschwankungen und Reizbarkeit.

Die Frage, wie genau Bewegung und Sport gegen Depressionen wirken, ist noch nicht vollends geklärt. Vermutlich geht es dabei um sehr komplexe Vorgänge. Verschiedene Mechanismen[177], die der positiven Wirkung von Sport auf depressive Erkrankungen zugrunde liegen, sind bereits bekannt:

- **Physiologische Effekte:** Der Cortisolhaushalt normalisiert sich. Die Thermoregulation und die Immunreaktion verbessern sich. Chronische Entzündungen werden reduziert. Strukturelle Auffälligkeiten im Hirn nehmen ab. Die

Neuroplastizität des Hirns verbessert sich, darunter auch die Aktivität des Nervenwachstumsfaktors BDNF. Zudem kommunizieren die Neuronen (Neurotransmission) besser miteinander. Und die Schlafqualität erhöht sich.
- **Psychologisch-soziale Effekte:** Die allgemeine und die bewegungsbezogene erwartete Selbstwirksamkeit steigt. Ebenso das Selbstwertgefühl. Negative Affekte nehmen ab. Bewegung und Sport lenken von Sorgen und alltäglichen Herausforderungen ab und geben dem Alltag eine Struktur – diese ist für viele Menschen mit Depressionen ein Rettungsanker. Die Betroffenen erwarten mehr Positives – sie brechen mit der Bewegung buchstäblich aus negativen Gedankenkreisen aus. Außerdem bringen Bewegung und Sport sie nach draußen und/oder mit anderen Menschen zusammen – und machen so einen Unterschied in Sachen soziale Interaktion und Integration. Zugleich wachsen ihre sozialen Kompetenzen.

Noch ist die Wissenschaft jedoch nicht so weit, dass sie konkrete Empfehlungen zur Art, Dauer und Intensität körperlicher Aktivität benennen kann, um Depressionen vorzubeugen oder diese zu behandeln.
Grundsätzlich gilt: Jede Bewegung, jeder Sport helfen. Schon ein Training oder ein Spaziergang hellen die Stimmung auf.[178] Zudem gilt: Mehr hilft mehr. Die meisten aktuellen Empfehlungen orientieren sich an den Vorgaben der Weltgesundheitsorganisation[179] und stehen auch in der S3-Leitlinie zur Behandlung von Depressionen[180]:

- 150 Minuten moderat intensives oder mindestens 75 Minuten intensives Training pro Woche oder eine Kombination von beidem
- 2 Krafttrainings pro Woche

Trainiert werden kann allein zu Hause, dort beispielsweise auch nach einer Videoanleitung, oder draußen sowie in Gruppen.

Drei Punkte, die ich aus Gesprächen mit meinen PMS- und PMDS-Patientinnen weiß und die entscheidend dafür sind, dass die Frauen in Bewegung kommen und bleiben, um ihre Beschwerden zu lindern, sind:

1. Die jeweilige Sportart sollte sehr gut zur Frau und ihrem aktuellen gesundheitlichen Zustand passen, aus dem heraus sie startet.
2. Die sportlichen Ziele sollte sie anfangs ruhig niedriger wählen und dann nach und nach steigern, bis sie das ihr individuell empfohlene Bewegungslevel erreicht hat.
3. Sportliche Aktivitäten in der Gruppe fördern das Dranbleiben am Sport.

Mit dem Zyklus synchronisiertes Training – Cycle Syncing Training

Analog zu einer mit dem Zyklus synchronisierten Ernährung sehe ich auch ein zyklussynchrones Training als Voraussetzung für ein ganzheitliches Wohlgefühl über den gesamten Zyklus an. Das ist dabei zu beachten:

Körperliche Aktivität in der 1. Zykluswoche: Bewegung und Sport machen die Regelbeschwerden erträglicher
Mit dem Einsetzen der Blutung erleben meine PMS- und PMDS-Patientinnen eine Art Entla(st)dung von ihren prämenstruellen Symptomen – körperlichen wie psychischen. Das energetisiert die einen, während die anderen erst einmal

eine Auszeit brauchen. Je nachdem, mit welchen Beschwerden sich die Regelblutung bei ihnen zeigt, fühlen sie sich in der ersten Woche ihres Zyklus mehr oder weniger fit für Sport. Während die einen ihr Training ganz ausfallen lassen, fahren die anderen ihr Trainingspensum herunter. Und wieder andere ziehen es durch wie immer. Ich rate in meiner Praxis zu einem eher lockeren Ausdauertraining: Es entspannt Kopf und Körper und mildert somit auch die Regelschmerzen infolge der Krämpfe im Bauch. Was immer geht: achtsame Trainings mit leichten Übungen aus dem Tai-Chi, Qigong, Kung Fu, Karate und anderen Kampfkünsten.

Körperliche Aktivität in der 2. Zykluswoche: Bewegung und Sport erzielen eine hohe Wirkung

In den Tagen nach der Blutung erleben viele meiner PMS- und PMDS-Patientinnen eine positive Aufbruchstimmung, die sich bis zum Eisprung hin steigert. Nicht nur die Gebärmutterschleimhaut baut sich in dieser Zeit auf – auch die Muskeln reagieren dann stärker auf Beanspruchung. Denn insbesondere das Estradiol wirkt aufbauend (anabol) auf den Stoffwechsel: Krafttraining und eiweißreiche Ernährung unterstützen die Reparatur und den Aufbau von Muskeln. Grundsätzlich gilt, dass der Krafttrainingseffekt in der ersten Zyklushälfte messbar größer ist als in der zweiten. Auch auf Ausdauertraining reagiert der Körper in dieser Zyklusphase richtig gut. Intensive Trainingseinheiten, gerne in Intervallen, sind also angesagt! Und da die Körpertemperatur in dieser frühen Zyklusphase niedriger ist als später, schwitzt frau auch nicht so schnell, wenn sie Sport treibt.[181]

Aber: Die sogenannte Minipille, die ausschließlich Gestagen enthält und nicht wie die »Pille« Gestagen und Östrogen kombiniert, schmälert[182] diesen Trainingsbonus leicht. Das ist deshalb erwähnenswert, weil die »Minipille« bei PMS und PMDS therapeutisch eingesetzt wird (siehe Kapitel: »Wie die Gynäkologie bei PMS und PMDS helfen kann«).

Körperliche Aktivität in der 3. Zykluswoche: Sport und Bewegung trotz einknickender Leistung

Nach dem Eisprung ist der weibliche Körper damit beschäftigt, sich auf eine mögliche Schwangerschaft vorzubereiten. Stoffwechseltechnisch ist er in einer abbauenden (katabolen) Phase. Viele Frauen fühlen sich nicht mehr so leistungsstark. Es kann außerdem zu Wassereinlagerungen kommen. Zudem steigt die Temperatur um circa ein halbes Grad Celsius an. Das höhere Körpergewicht und die höhere Temperatur erschweren körperliche Aktivitäten – insbesondere im Sommer. Hinzu kommt, dass in dieser Zyklusphase auch das Bindegewebe und die Bänder lockerer sind. Damit steigt das Risiko, dass frau sich verletzt. Deshalb gilt insgesamt: Allzu angestrengt sollte sie jetzt nicht trainieren – ein mittleres Trainingslevel passt meist.

Körperliche Aktivität in der 4. Zykluswoche: Sport und Bewegung lindern PMS- und PMDS-Beschwerden

Frauen, die an PMS und PMDS leiden, spüren ihre Symptome so kurz vor der Regel deutlich. Die Wassereinlagerungen wachsen weiter, und das daraus resultierende Mehr an Masse schwächt die körperliche Leistung. Vielen Frauen macht vor allem ihre PMS- oder PMDS-Stimmungslage einen Strich durchs Training. Dennoch rate ich meinen Patientinnen mit PMS und PMDS gerade jetzt zu trainieren, denn Sport verbessert die Laune unmittelbar und hält sie regelmäßig oben. Außerdem lindert er erwiesenermaßen die Beschwerden.

Zum Merken:

1. Jede körperliche Aktivität ist der Gesundheit dienlich und dienlicher als Inaktivität.
2. Bewegung und Sport sind Hebel, die direkt Einfluss auf die körperliche und psychische Gesundheit sowie das Wohlbefinden nehmen. Sie halten den Körper in Schwung, sodass die darin stattfindenden Vorgänge reibungslos ablaufen. Und die Psyche hellen sie spürbar auf. Somit wirken sportliche Aktivitäten den typischen Beschwerden von PMS und PMDS entgegen.
3. Die tatsächliche und die von den Frauen mit PMS und PMDS wahrgenommene Leistungsfähigkeit variieren im Zyklusverlauf. Aus diesem Grund sind analog zur zyklussynchronen Ernährung auch zyklussynchrone sportliche Aktivitäten ratsam.

Wie Stress und Zyklus zusammenhängen – und wie Stressmanagement hilft

Die Zyklus- und Menstruationsgesundheit ist für mich ein ganzheitlicher Zustand, denn sie resultiert aus dem Wohlbefinden auf körperlicher, psychischer und sozialer Ebene. Wobei diese drei Ebenen auf komplexe Weise miteinander verbunden sind und in nicht minder komplexer Weise aufeinander wirken.

Wie bei einem Mobile, das Eltern gerne übers Babybettchen hängen, um ihrem Kind »was fürs Auge« zu bieten, gilt dabei: Die gesunde Balance zwischen den Ebenen ist äußerst fragil, denn sie beruht auf einem ständigen, fein austarierten Zusammenspiel fortlaufender Prozesse im Innern des weiblichen Körpers und dessen Wechselwirkungen mit dem Außen. Gerät einer der drei Bereiche aufgrund veränderter Bedingungen in Bewegung, bewegen sich – genau wie beim Mobile – immer auch die beiden anderen Bereiche mit.

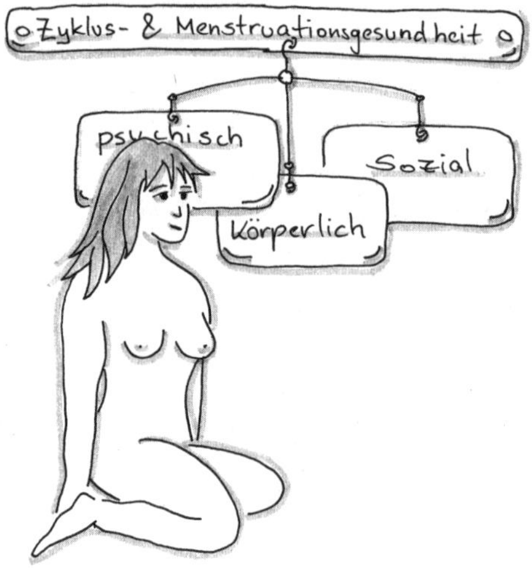

Stress hat das Zeug dazu, den weiblichen Zyklus – das Mobile, um im obigen Beispiel zu bleiben – ordentlich aus dem Takt und damit aus der Balance zu bringen, da er nicht nur in einem einzelnen Bereich, sondern in allen dreien für Unwohlsein sorgen kann. Denn der Zyklus reagiert äußerst empfindlich darauf. Und deswegen gehe ich auf Stress im Folgenden ausführlicher ein.

Stress ist eine natürliche Belastungsreaktion des weiblichen Organismus auf Reize, die auch Stressauslöser oder Stressoren genannt werden. Die können entweder von innen heraus wirken oder von außen hinein. Gerät die Frau in Stress, heißt das zunächst nur, dass sie herausgefordert wird, zu reagieren: Ihre Reaktion ist physikalisch betrachtet eine Arbeit, die nötig ist, um sich wieder auszubalancieren. Es geht bei Stress demnach um die Anpassungsarbeit an wie auch immer veränderte Rahmenbedingungen.

Die Stressreaktion eines Menschen ist einerseits immer individuell. Andererseits variiert sie, denn selbst auf ein und denselben Reiz reagiert ein und derselbe Mensch unterschiedlich. Der Grund: Er ist zu keinem Zeitpunkt derselbe, da er sich fortwährend entwickelt – biologisch, psychisch, sozial. Nur ein Beispiel aus der Biologie dafür: Die meisten Zellmoleküle des Körpers erneuern sich immer wieder – jede Gewebeart in ihrem eigenen Tempo –, nach neuesten Erkenntnissen im Schnitt alle sieben bis zehn Jahre; Zellen an der Oberfläche des Magens alle fünf Tage, Hautzellen alle 14 Tage, rote Blutzellen alle 110 Tage, Leberzellen alle 300 bis 500 Tage, Skelettzellen alle zehn Jahre, Zellen der inneren Organe und der Rippenmuskeln alle 15 Jahre. Spannend: Einzig die Gehirnzellen erneuern sich nicht.[183] Sie altern mit dem Menschen.

Die Stressreaktion zeigt sich mit körperlichen und psychischen Anzeichen, die teils fühlbar sind. Insofern lässt erlebter Stress sich auch als Gefühl betrachten. Wichtig: Wie der Mensch auf Stress reagiert, ist nicht willentlich steuerbar – die Reaktion erfolgt autonom.

Stress wirkt als Störfaktor auf den Zyklus

Während ein gewisses Maß an Stress vollkommen gesund ist, da er den Menschen aktiviert und motiviert, ist ein Zuviel an Stress ungesund. Vor allem andauernder (chronischer) Stress stört schnell den Schlaf und macht depressiv. Dahinter steckt nach aktuellem Erkenntnisstand folgender Mechanismus:

Bei Stress werden vermehrt die beiden sogenannten Stresshormone Adrenalin und Noradrenalin ausgeschüttet. Beide befähigen den Menschen zu Höchstleistungen, schließlich geht es seit Menschengedenken um Kampf oder Flucht (auf Englisch: »Fight or Flight«): Die Stresshormone wecken alle Sinne und sorgen für ein hohes Reaktionstempo,

indem sie den Herzschlag verstärken und beschleunigen. Auch die Atmung wird schneller, um Sauerstoff in den Körper zu bringen. Die Bronchien weiten sich, sodass sie mehr Sauerstoff aufnehmen können. Die Muskelspannung steigt. Ebenso der Blutdruck und der Blutzuckerspiegel. An deren Anstieg hat auch das infolge des Stresses vermehrt ausgeschüttete Hormon Cortisol seinen Anteil. Es beeinflusst zudem den Gehirnstoffwechsel. Die Psyche meldet sich unter anderem mit diesen Stresszeichen: Unruhe, Nervosität, Panik, Angst, Wut.
Aus der Stressforschung ist positiver Stress (Eustress) und negativer Stress (Distress) bekannt, wobei eine scharfe Abgrenzung nicht immer möglich ist. Denn Eustress kann nach einer gewissen Zeit auch zu Distress werden. Positiv ist Stress demnach, wenn die Gestressten ihre Stresssituation als eine Herausforderung sehen, von der sie annehmen, dass sie sie zu bewältigen vermögen. Negativ ist Stress dagegen für sie, wenn sie die Stresssituation als Überforderung bewerten.
Was ein Mensch als stressig empfindet, hängt von vielen Faktoren ab – insbesondere seiner individuellen Stressresilienz, also seiner persönlichen Fähigkeit, Stress zu bewältigen.

Stressende Reize beeinflussen auch den weiblichen Zyklus, der als biopsychosozialer Rhythmus das Leben von Menstruierenden taktet. Und der Zyklus beeinflusst wiederum die individuelle Stressbewältigung der Frau.

- In der **Follikelphase** ist der Östrogenspiegel höher, was dem Wirken und der daraus resultierenden Wirkung des Neurotransmitters Serotonin förderlich ist. Viele meiner Patientinnen befinden sich in der ersten Zyklusphase in einer recht stabilen Verfassung und sind nach eigener

Aussage gut in der Lage, mit stressigen Situationen umzugehen.

- In der **Ovulationsphase** ist der Östrogenspiegel so hoch wie sonst nie während des Zyklus. Die meisten meiner Patientinnen fühlen sich dann energetisiert und Stressreizen gegenüber gut gewappnet. Nur wenige sind sehr sensibel und reagieren auf Stressoren besonders intensiv.
- In der **Lutealphase** erhöht sich der Gestagenspiegel. Ein Großteil der Frauen in meiner Praxis ist dann ausgeglichener und entspannter. Denjenigen, die an PMS und PMDS leiden, machen jedoch die zugehörigen Beschwerden zunehmend zu schaffen. Sie fühlen sich dann auch anfälliger für Stress.

Mit dem Stresserleben steigt der Anteil des Cortisols im Körper. Das übermäßig vorhandene Stresshormon stört die Gestagenproduktion. Die Folge: Die PMS- und PMDS-Symptome verstärken sich.[184] Auch die Produktion von Östrogen wird von den hohen Anteilen an Stresshormonen gehemmt. Die Folge: Der Zyklus wird gestört, zum Beispiel findet der Eisprung früher (kürzerer Zyklus), später (längerer Zyklus, Oligomenorrhoe) oder gar nicht statt (Anovulation). Oder die Regelblutung bleibt aus (Amenorrhoe).
Die Wissenschaft ist dem Ganzen auf der Spur, kann zum jetzigen Zeitpunkt jedoch noch nicht alle Details erklären.
Man fand beispielsweise heraus, dass die Cortisolspiegel in der ersten Zyklushälfte sich nicht von denen in der zweiten unterschieden – es gab demnach keine wesentlichen, menstruationsphasenbedingten Unterschiede in den Cortisolspiegeln.[185] Unter akuter Belastung zeigte sich jedoch ein deutlicher Unterschied: Frauen, die sich in der Lutealphase

befanden, wiesen unmittelbar nach den im Rahmen der zugrunde liegenden Forschungsarbeit durchgeführten Labortests – die als akute Stresssituationen einzustufen sind – signifikant höhere Cortisolspiegel auf als die Studienteilnehmerinnen in der Follikelphase.
Belegt ist auch, dass Frauen sowohl in der späten Luteal- als auch in der Menstruationsphase Stress stärker wahrnehmen als in der späten Follikelphase.[186] Es wird angenommen, dass der verringerte Östrogenspiegel in der späten Luteal- und in der Menstruationsphase stark mit dem Stressempfinden zusammenhängt.
Verschiedene Lebensstilfaktoren[187], darunter Gewicht, Rauchgewohnheiten, Schlafdauer und Stresslevel, beeinflussen den Zyklus: Frauen, die damit Probleme haben, erleben nicht nur häufiger menstruationsbedingte Symptome, sondern diese fallen auch stärker aus.
Nachgewiesen wurde auch, dass ungünstige Lebensstilfaktoren[188] wie Schlafmangel, unausgewogene Ernährung und chronischer Stress schwere prämenstruelle Symptome manifestieren.

Wenn der Schlaf Stress macht

Schlechter Schlaf stresst jede:n. Frauen mit PMS schlafen schlechter als Frauen ohne PMS – sie müssen laut einer Studie[189] häufiger Abstriche bei Schlafzeit und -qualität, beim Ein- und Durchschlafen sowie beim Aufwachen machen.
Schlafprobleme sind tatsächlich eins der Diagnosekriterien von PMDS. Frauen mit PMDS träumen zwar nicht mehr oder weniger als Frauen ohne PMDS, erleben jedoch in ihren Träumen häufiger Angst und Wut[190].

Solche Studienergebnisse kann ich aus meiner Praxis bestätigen: Auch meine PMS- und PMDS-Patientinnen kommen nachts nicht zur Ruhe, träumen schlecht, fühlen sich nach dem Aufwachen wie gerädert oder niedergeschlagen, kommen nicht richtig in die Gänge oder sind sofort im fünften Gang. Spannend ist, dass es sich bei PMS und PMDS häufig um eine paradoxe Schlaflosigkeit handelt: Misst man die Schlafqualität wissenschaftlich, ist diese deutlich besser, als die untersuchten Frauen sie selbst empfinden.

Wer nachts (auch nur gefühlt) schlecht schläft, leidet tagsüber unter Müdigkeit und Schläfrigkeit. Frauen mit PMS und PMDS erleben das besonders an den Tagen vor den Tagen. Sie fühlen sich dann erschöpfter und weniger wach.

Im Zusammenhang mit Schlafstörungen bei PMS- und PMDS-Patientinnen wird auch Melatonin diskutiert, das sich als sogenanntes Schlafhormon einen Namen gemacht hat, da es den Schlaf-Wach-Rhythmus regelt. Laut wissenschaftlichen Erkenntnissen wirkt das Zirbeldrüsenhormon Melatonin regulierend auf die Eierstockhormone Östrogen und Gestagen, die beide, wie bereits geschildert, maßgeblich am Zyklusgeschehen und auch an der Entstehung von PMS und PMDS beteiligt sind. Bekannt sind zudem Wechselwirkungen zwischen Melatonin und dem GABA-System sowie dem BDNF[191] im Gehirn, die ich beide ebenfalls weiter vorn als mögliche Ursachen von PMS und PMDS vorgestellt habe – wobei die Studienlage hierzu noch recht dünn und teils auch widersprüchlich ist. Ein gestörter Melatoninhaushalt scheint insbesondere bei PMDS eine Rolle zu spielen; erste Untersuchungen deuten darauf hin, dass sich diese Dysbalance mit der Einnahme von Melatonin teilweise normalisieren lässt.[192, 193]

Auch die Lichttherapie wird immer wieder als eine wirksame Behandlung[194] genannt, wenn es gilt, den oft gestörten Schlaf-Wach-Rhythmus von PMS- und PMDS-Patientinnen einzutakten. Dahinter stecken positive Erfahrungen, die man insbesondere bei der Behandlung von saisonalen Depressionen (Winterdepression) mit Lichttherapie gemacht hat. Helles Licht (bestenfalls natürliches Tageslicht, alternativ: das Licht einer Tageslichtlampe) senkt die Ausschüttung des »Schlafhormons« Melatonin und steigert die Produktion des »Wohlfühlhormons« Serotonin, wodurch sich Wachheit und Stimmung verbessern können.

Da in den insgesamt wenigen Studien, die es bislang zum Zusammenhang von PMS, PMDS und Schlaf gibt, auch Frauen von Schlafproblemen berichteten, die nicht von PMS und PMDS betroffen waren, nimmt die Wissenschaft an, dass schlechter Schlaf eher ein »Merkmalsmarker« der Tage vor den Tagen als ein »Zustandsmarker« von PMS oder PMDS ist. Das hieße zum einen, dass Schlafveränderungen eine natürliche Eigenschaft des Menstruationszyklus wären, und zum anderen, dass PMS und PMDS verschiedene Schlafprobleme verstärken.

Grundsätzlich empfehle ich meinen PMS- und PMDS-Patientinnen, ihren Schlaf selbst zu beobachten beziehungsweise von ihren Partner:innen beobachten zu lassen. Das lässt sich mithilfe von speziellen digitalen Schlaftrackern gut bewerkstelligen. Im Internet finden sich auch diverse Fragebögen zur analogen Schlafanalyse. Mit den notierten Beobachtungen sollte die von Schlafstörungen Betroffene dann Schlafmediziner:innen konsultieren, um geeignete Gegenmaßnahmen zu ergreifen.

10 Tipps für guten Schlaf

In den Gesprächen mit meinen PMS- und PMDS-Patientinnen frage ich sie auch danach, was ihnen im Allgemeinen und an den Tagen vor den Tagen im Besonderen zu gutem Schlaf verhilft. Das sind einige ihrer Antworten:

1. »Ich gehe immer zur gleichen Zeit ins Bett und stehe zur gleichen Zeit auf, auch am Wochenende. Meine innere Uhr hat sich inzwischen angepasst, ich schlafe schnell ein und wache morgens vor dem Weckerklingeln auf.«
2. »Ich sorge mit einem Tageslichtwecker auf dem Nachttisch für Morgenlicht und reduziere abends helles Licht möglichst.«
3. »Zwei Stunden vor dem Zubettgehen meide ich Bildschirmlicht – Smartphone, Tablet und TV bleiben aus.«
4. »Ich habe mein Schlafzimmer schlaffreundlich eingerichtet – mit einer Möglichkeit zur Verdunkelung, einer bequemen Matratze und einer Gewichtsdecke.«
5. »Ich lüfte vor dem Zubettgehen das Schlafzimmer ordentlich durch, damit ich in frischer Luft schlafe.«
6. »Ich habe eine entspannende Abendroutine: Eine bis anderthalb Stunden vor dem Schlafengehen dehne ich mich, mache meine Atemübungen und meditiere kurz.«
7. »Ich trinke ab 16 Uhr weder Kaffee noch Alkohol.«
8. »Ich mache regelmäßig Sport – aber nie direkt vor dem Schlafengehen.«
9. »Falls ich tagsüber müde bin, mache ich nur ein kurzes Nickerchen (20 bis 30 Minuten) – und das eher am frühen als am späten Nachmittag.«
10. »Ich nutze mein Bett nur zum Schlafen – es ist mein Schlafplatz. Im Bett esse, arbeite und chille ich nicht.«

Wenn Allergien Stress machen

Wer daran leidet, weiß, wie viel Stress eine Allergie machen kann. Es gibt Studienergebnisse[195], die besagen, dass Frauen mit PMS und PMDS in ihrer Kindheit häufiger an Asthma und Allergien litten als Frauen ohne PMS und PMDS. Wobei die Verbindung von Asthma und Nahrungsmittelallergien mit PMDS sich stärker erwies als mit PMS. Auch die Zusammenhänge dahinter sind noch längst nicht komplett geklärt. Bei der Immunreaktion des Körpers spielen Histamine eine tragende Rolle. Sie werden von speziellen Immunzellen, den sogenannten Mastzellen, freigesetzt. Histamine sind bekannt dafür, dass sie an allergischen Reaktionen des Körpers mitwirken. Bei Allergien handelt es sich um erworbene, immunologisch bedingte, spezifische Überempfindlichkeiten gegenüber körperfremden Stoffen.[196]
Histamine stehen als Neurotransmitter aber auch in Wechselwirkung mit dem zentralen Nervensystem. Sie regulieren unter anderem die Stimmung, die Verdauung und das Schmerzempfinden.
Belegt ist, dass auch der weibliche Zyklus die Produktion von Histaminen beeinflusst: So ist der Histaminspiegel kurz vor dem Eisprung und an den Tagen vor den Tagen höher als sonst im Zyklus. Das sind genau die Zyklusphasen, in denen PMS- und PMDS-Symptome auftreten. Damit steigt und fällt der Histaminspiegel parallel zum Östrogenspiegel. Östrogen ist dafür bekannt, dass es Mastzellen zur vermehrten Ausschüttung von Histamin anregt. Nach jetzigem Kenntnisstand ist es bei Frauen mit PMDS der höhere Anteil an Histamin, der ihre Nervosität, Angst, Reizbarkeit oder Depressionen verschlimmert. Dieser Zusammenhang zwischen Östrogen, Mastzellen und Histamin kann ein wesentlicher Faktor für die Schwere der PMDS-Symptome sein.

Noch gibt es nur wenige klinische Studien zum Thema PMDS und Histamine.[197] Doch PMDS-Betroffene berichten von einer deutlichen Verbesserung ihrer Beschwerden, nachdem sie handelsübliche Allergiemittel, sogenannte Antihistaminika (H1- und H2-Blocker, einzeln oder in Kombination), einnahmen. Diese wirken insbesondere bei Patientinnen, die zugleich an einem sogenannten Mastzellaktivierungssyndrom (MCAS) oder an einer Histaminintoleranz leiden.[198] Ich bin hier sehr auf künftige Forschungsergebnisse gespannt.

Die Ausschüttung von Histamin lässt sich entsprechend der bisherigen Erkenntnisse auch mit einer histaminarmen Ernährung beeinflussen. Der Verzicht auf histaminreiche Lebensmittel wie gereifter Käse, Tomaten und Fermentiertes sowie auf Alkohol kann die PMDS-Beschwerden lindern. Nahrungsergänzungsmittel wie Vitamin B6, Magnesium und Quercetin (ein Flavonoid in Obst und Gemüse) stabilisieren die Mastzellen: Sie reduzieren die Histaminausschüttung und senken so das Risiko für PMDS-Beschwerden. Auch Gestagen kann positiv auf den Histaminspiegel wirken: Es aktiviert das Enzym Diaminoxidase (DAO), das Histamin abbaut.

Wenn der Darm Stress macht

Es gibt klare Hinweise darauf, dass auch die Darmgesundheit eine Rolle für die Gesundheit des Körpers im Allgemeinen und PMS und PMDS im Besonderen spielt. Dafür sprechen diese drei Fakten[199]:

1. Die sogenannte Darmmikrobiota(GM)-Hirn-Achse beeinflusst neuropsychiatrische Erkrankungen wie Depres-

sionen und Angstzustände, die zu den häufigsten psychischen Symptomen von PMS und PMDS zählen.

2. Nahezu 90 Prozent des Serotonins im Körper wird von sogenannten enterochromaffinen Zellen im Darm hergestellt (synthetisiert). Das »Glückshormon« Serotonin reguliert nicht nur die Stimmung, sondern auch die Fähigkeit des Darms, sich aktiv zu bewegen (sogenannte Darmmotilität), das Schlafmuster und die kognitiven Funktionen des Gehirns.
3. Zudem berichten fast alle PMS- und PMDS-Patientinnen von Problemen mit der Verdauung beziehungsweise mit dem Magen-Darm-Trakt.

Schaut man sich das Darmmikrobiom unter dem Mikroskop an, finden sich dort mehr als 1000 Bakterienarten. Wobei es geschlechtsspezifische Unterschiede bei der Darmflora gibt, was auf einen Einfluss von Sexualhormonen hinweist. Umgekehrt beeinflusst auch das Mikrobiom des Darms die Hormone im Körper.[200] Grundsätzlich gilt es, nützliche Darmbakterien zu fördern, die den Spiegel der Beta-Glucuronidase senken. Denn dieses Enzym modifiziert, also verändert Östrogen. Ist seine Konzentration zu hoch, zirkuliert zu viel Östrogen im Körper.[158]

Diese Erkenntnisse sprechen für den Einsatz von Mitteln mit lebenden Bakterienkulturen, die die Darmgesundheit fördern: sogenannte Probiotika beziehungsweise Mikrokulturenpräparate. In verschiedenen Studien wurde deren positive Wirkung auf PMS- und PMDS-Beschwerden bereits belegt.[201] Und sogenannte Präbiotika sind unverdauliche Ballaststoffe, die die Aktivität und das Wachstum der nützlichen Bakterien im Darm fördern.

Ich habe damit in meiner Praxis gute Erfahrungen gemacht und empfehle meinen PMS- und PMDS-Patientinnen immer, sich um ihre Darmgesundheit aktiv zu kümmern: Neben einem gesunden Lebensstil, der abwechslungsreiche, ausgewogene Ernährung, regelmäßige Bewegung, Stress in Maßen und zum Ausgleich Entspannung umfasst, können Probiotika hier einen zusätzlichen Beitrag leisten.

Stress managen

Stress war. Stress ist. Stress wird sein. Kaum eine:r kann sich dem Stress unserer Zeit entziehen. Er durchzieht alle Lebensbereiche. Die Stressforschung beobachtet aktuell sogar eine »stille Stresspandemie« mit ernsten Auswirkungen auf die Gesundheit aller, insbesondere aber auf die Frauengesundheit: Demnach produzieren die Eierstöcke von Frauen inzwischen stressbedingt nicht mehr genug Sexualhormone (funktioneller hypogonadotroper Hypogonadismus). Die Folgen umfassen ein ganzes Spektrum, das von regelmäßigen Menstruationszyklen mit kurzen oder unzureichenden Lutealphasen über unregelmäßige Zyklen, Oligomenorrhoe und Anovulation bis hin zu kompletter Amenorrhoe reicht, je nachdem, wie stark Stress die Produktion des Gonadotropin-Releasing-Hormons (GnRH) beeinträchtigt.[202]
Das ist besorgniserregend. Die Stressforschung macht für das hohe Stresslevel – das von Frauen ist übrigens deutlich höher als das von Männern – unter anderem den Anspruch auf Perfektionismus und den Kampf um Kontrolle verantwortlich. Als Ursache für den Stress, der den Zyklus der menstruierenden Frauen stört, sehen die Forschenden insbesondere eine geschlechtsspezifische Reaktion, die sogenannte homöostatische Reaktion. Und das hat es damit auf sich: Während akute Stressoren bei Männern häufiger

eine Kampf-oder-Flucht-Reaktion auslösen, die zur Aufrechterhaltung der Homöostase erforderlich ist, reagieren Frauen mit der einzigartigen Reaktion »Tend-and-Befriend«. »Tending« meint dabei fürsorgliches Verhalten, das darauf abzielt, die eigene Sicherheit und die der Nachkommen zu gewährleisten, während »Befriending« den Aufbau sozialer Netzwerke beinhaltet, die helfen, Stress abzubauen.

Die akute Aktivierung der Hypothalamus-Hypophysen-Nebennierenrinden-Funktion (HPA, sogenannte HPA-Achse) als Reaktion auf einen wahrgenommenen oder tatsächlichen Stressor ist für die Stressreaktion bedeutsam. Ihr Endprodukt, Cortisol, wirkt bei akutem Stress entzündungshemmend. Aber: Bei chronischem Stress wird die Reaktion unangepasst, also maladaptiv (Allostase), was diesen ursprünglich positiven Effekt umkehrt. Der Cortisolspiegel bleibt bei chronischem Stress deshalb dauerhaft hoch.

Wenn der Stress unvermeidbar ist, bleibt nur: Jede:r muss stresskompetent werden, um den Stress des Alltags und außergewöhnlichen Stress zu bewältigen. Auch eine gewisse Stressresistenz ist nötig. Stresskompetenz fußt auf drei Säulen: Sie ist mental, regenerativ und instrumentell. Entsprechend lassen sich drei Strategien zur Stressbewältigung anführen:

1. **mentales Stressmanagement:** Hier geht es darum, die persönliche Haltung gegenüber den stressauslösenden Reizen zu verändern und den gesunden Umgang mit den eigenen stresssteigernden Gedanken zu erlernen.
2. **regeneratives Stressmanagement:** Hier geht es darum, zu lernen, wie sich die eigenen körperlichen und psychischen Reaktionen auf Stress regulieren und kontrollieren

lassen. Das Ganze hat eine eher kurzfristige Dimension, da akute Reaktionen auf Stress gemildert werden sollen, und eine eher langfristige Dimension, da es auch Strategien braucht, um eine wiederkehrende Erholung zu ermöglichen.

3. **instrumentelles Stressmanagement:** Hier geht es um Strategien, die die Stressauslöser direkt reduzieren oder gar ganz beseitigen.

In meiner Praxis haben sich Bewegung und Sport gegen Stress bestens bewährt. Insbesondere achtsame Bewegungsformen wie Spazieren und Wandern sowie achtsame Sportarten wie Tai-Chi, Qigong, Yoga, Schwimmen, Fahrradfahren zeigen bei meinen PMS- und PMDS-Patientinnen gute Wirkung.

Auch Akupressur und Akupunktur können stressbedingte physische und psychische Symptome lindern – es gibt sogar Studien, die für eine Wirkung von Akupressur und Akupunktur gegen PMS- und PMDS-Beschwerden sprechen.[203, 204, 205, 206]

Zudem empfehle ich den Frauen eine gesunde, ausgewogene Ernährung – und sende meine besonders gestressten Patientinnen auch gerne zur Ernährungsberatung bei Expert:innen, die sich auf weibliche Hormone und Frauengesundheit spezialisiert haben.

Mitunter rate ich meinen Patientinnen dazu, sich Unterstützung bei Kolleg:innen zu holen, die sich in Sachen »psychische Strategien gegen Stress« auskennen. Doch dazu gleich mehr im Kapitel »Wie die Psychologie bei PMS und PMDS helfen kann«.

Zum Merken:

1. Stress stresst. Stress stresst immer mehr. Stress stresst vor allem Frauen,[207] und das auf allen Ebenen ihres Seins als biologische, psychische und soziale Wesen. Der weibliche Zyklus ist besonders sensibel gegenüber stressenden Reizen und lässt sich von diesen auf vielfältige Weise aus dem gesunden Takt bringen. Bei einem Zyklus mit PMS und PMDS verstärkt Stress die damit einhergehenden Symptome oder ruft diese hervor.
2. Es gibt unzählige Stressreize. Frauen, die an PMS und PMDS leiden, sollten insbesondere Stressoren wie gestörten Schlaf, Allergien und eine beeinträchtigte Darmfunktion im Auge behalten, da diese erwiesenermaßen negativ auf das Zyklusgeschehen einwirken.
3. Stress ist häufig nicht vermeidbar. Doch er lässt sich mit einer ganzen Reihe von Gegenmaßnahmen in Schach halten. Hier hilft neben dem Eigenengagement auch die Expertise von Stressexpert:innen, die gemeinsam mit den behandelnden Frauenmediziner:innen die passenden Maßnahmen für die Betroffenen finden.

Wie die Gynäkologie bei PMS und PMDS helfen kann

Weil PMS und PMDS so komplex sind, wie sie es nun mal sind, gibt es (noch) keine einheitliche Strategie zu ihrer Behandlung, die ich als Frauenärztin bei allen meinen PMS- und PMDS-Patientinnen gleichermaßen anwenden könnte. Vielmehr gilt, die am besten passende Therapie beziehungsweise Therapiekombination für jede einzelne Frau zu finden. Bewährt hat sich die hormonelle Behandlung mit oral einzunehmenden Kontrazeptiva (KOK), um den Eisprung zu hemmen. Diese werden in der deutschen Umgangssprache auch als »Antibabypillen« bezeichnet.

Hormonelle Behandlung

Zur Behandlung eines PMS und einer PMDS haben sich hormonell wirksame Medikamente bewährt, die den Zyklus und damit auch den Eisprung unterdrücken. Diese auch Ovulationshemmer genannten Präparate unterbinden die zyklusabhängigen Schwankungen des Hormonspiegels im Blut, die wiederum die PMS- und PMDS-Beschwerden verursachen. Ganz wichtig: Solche eisprunghemmenden Medikamente sind nur dann angebracht, wenn aus medizinischer Sicht nichts gegen die Einnahme spricht (sogenannte Kontraindikation) – dazu mehr am Ende dieses Abschnitts.

Überblick über gängige »Pillenarten«:

1. Monophasenpräparate (15 bis 30 Mikrogramm (µg) Ethinylestradiol, kurz: EE)
2. Zweiphasenpräparate
3. Dreiphasenpräparate
4. Vierphasenpräparat
5. Ovulationshemmer mit antiandrogenem Gestagen
6. »Gestagen-only«-Präparate
7. Orale »Gestagen-only«-Präparate mit Indikation Endometriose
8. Ovulationshemmer mit natürlichem Östradiol
9. Ovulationshemmer im Langzyklus

Gut zu wissen: Die Hormontherapie mittels einer »Pille« bringt mitunter den Vorteil, dass sie auch körperliche Beschwerden lindert, die die Regelblutung begleiten, beispielsweise Dysmenorrhö[208], Bauchschmerzen und Migräne.
Die »Pillen« kommen entweder als ein Kombinationsmittel daher, das die Hormone Östrogen und Gestagen vereint,

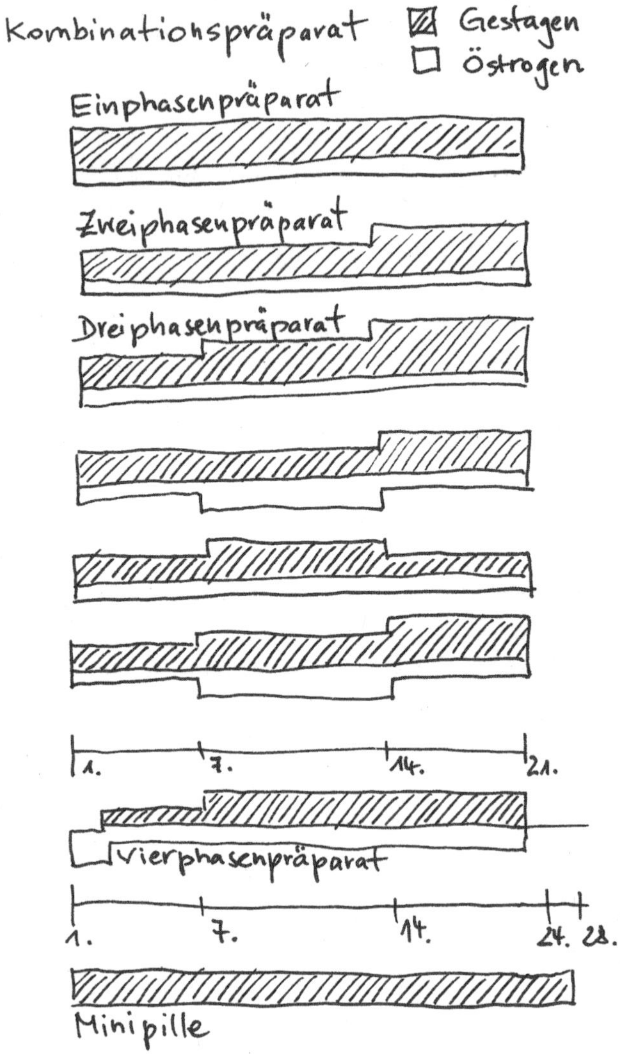
Kombinationspräparat
Gestagen
Östrogen
Einphasenpräparat
Zweiphasenpräparat
Dreiphasenpräparat
1.
7.
14.
21.
Vierphasenpräparat
1.
7.
14.
24.
28.
Minipille

oder als östrogenfreie Mittel. Wobei die Gabe von Östrogen und Gestagen in Kombination (sogenannte Kombipillen) grundsätzlich besser zu wirken scheint als eine hormonelle Monotherapie (sogenannte Minipillen).
Bei dem **Östrogen,** das in den »Pillen« steckt, handelt es sich meist um Ethinylestradiol (EE). Alternativ kommen Estradiolvalerat und Estetrol zum Einsatz.

Um eine mögliche Verwirrung zu vermeiden: **Progesteron** ist das natürliche, körpereigene Hormon. **Gestagen** ist ein Oberbegriff für alle Hormone, die eine Progesteron-ähnliche Wirkung haben. Das heißt, dass Progesteron eine Art von Gestagen ist. Wobei es auch viele synthetische Gestagene gibt, die nicht identisch mit Progesteron sind und zur Verhütung oder in einer Hormontherapie eingesetzt werden. Gängige Gestagene sind beispielsweise Chlormadinonacetat, Desogestrel, Dienogest, Drospirenon, Etonogestrel, Gestoden, Levonorgestrel, Norgestimat/Norethisteron, Nomegestrol und Norelgestromin.
Wichtig: Die Gestagene Levonorgestrel, Norethisteron sowie Desogestrel verursachen mitunter PMS- und auch PMDS-ähnliche Beschwerden[34]. Das sollte bei der Wahl einer »Pille« zur Therapie gegen ebendiese unbedingt berücksichtigt werden.

»Kombipillen« gegen PMS und PMDS

In meiner Praxis ist die Wahl einer zur Patientin passenden »Pille« gegen PMS und PMDS meist ein Prozess, denn nicht jede Frau verträgt jede »Pille«. Und ein und dieselbe »Pille« wirkt bei verschiedenen Patientinnen mitunter gegensätzlich – der einen Frau hilft sie gut, der anderen weniger gut bis gar nicht. Schlimmstenfalls verstärkt sie die PMS- und PMDS-Beschwerden noch.

Gemeinsam tasten wir, die Patientin und ich, uns bei der Behandlung Schritt für Schritt vorwärts und müssen auch mal den einen oder anderen Rückschritt akzeptieren. Hier kommt es auf einen engen Austausch zwischen mir und meiner Patientin an, um gegebenenfalls rasche Entscheidungen treffen zu können, falls eine »Pille« nicht wie erwartet anschlägt. Meist verabrede ich mit den Frauen deshalb eine bestimmte Einnahmedauer, und nach deren Ablauf besprechen wir die Erfahrungen. Zwischendurch kann sich die Frau selbstverständlich jederzeit bei mir melden, falls sie meinen Rat braucht. Wissen muss die Frau dazu aber auch, dass es bei der Einnahme einer (neuen) »Pille« anfangs zu einer Art Erstverschlimmerung der Symptome kommen kann. Hier ist durchaus etwas Durchhaltevermögen gefragt. Ich rate stets zu einer Einnahmezeit von mindestens drei Monaten, um die Verträglichkeit endgültig beurteilen zu können.[209] Die Frau sollte dabei unbedingt auf ihr Bauchgefühl hören. Ich habe die Erfahrung gemacht, dass die Frauen meist sehr gut einschätzen können, ob sich die Beschwerden langfristig manifestieren oder nicht.
Ich starte diese hormonelle Therapie gegen PMDS-Beschwerden meist im Langzyklus[112], bei dem die Patientin die entsprechende »Kombipille« ohne Pause durchnimmt. Das mindert das Risiko, dass die Patientin im hormonfreien Intervall Anzeichen eines Hormonentzugs entwickelt. Dazu gehören beispielsweise Schlafstörungen, Stimmungsschwankungen und Kopfschmerzen[208]. Im Vergleich zu einer zyklischen Einnahme der »Pille« hat sich der Langzyklus als signifikant wirksamer erwiesen.[210, 211]

»Als ich Dr. Bosman kennenlernte, hatte ich schon mehrere Behandlungen hinter mir: Nachdem mein langjähriger Gynäkologe meine Beschwerden bagatellisierte, habe ich angefangen, auf eigene Faust zu recherchieren. Ein Hormonspezialist in Wien

erklärte mir, dass das derzeit beste Medikament die ›Pille‹ sei. Er forsche seit Jahren an Alternativen, doch die scheiterten bislang daran, dass sich die nötigen Wirkstoffe nicht in eine Tablette packen ließen – und sobald Patientinnen mehrere Tabletten schlucken müssten, leide die Compliance, also die Therapietreue, und damit auch der Behandlungserfolg. Da ich der ›Pille‹ gegenüber äußerst skeptisch war, versuchte ich es deshalb zuerst mit Magnesiumtabletten, Kalziumtabletten, Omega-3-Kapseln und Vitamin-B-Kapseln. Und weil die Mittel interagieren können und deshalb nicht zusammen geschluckt werden sollen, habe ich mir für jedes einen Wecker gestellt. Nach sechs Monaten der aufwendig getimten Einnahme hatte sich jedoch kaum etwas geändert. Da ich immer noch skeptisch gegenüber einer hormonellen Behandlung war, startete ich auf Anraten von Dr. Bosman mit einer sehr niedrig dosierten ›Pille‹, die die geringsten Nebenwirkungen versprach. Leider kam ich damit gar nicht zurecht. Mein Zustand verschlimmerte sich innerhalb weniger Wochen so sehr, dass ich die Ärztin anrief und ihr mein Elend ins Telefon heulte. Wir wechselten sofort die ›Pille‹. Und mein Leben änderte sich: Ich erlebte mich zum ersten Mal nach fast sechs Jahren so, wie ich mich kannte: lebensfroh, kommunikativ, ausgeglichen.«

Meine Patientin Kerstin B.

Noch gibt es nicht viele Studien zur Wirkung einzelner »Kombipillen« gegen PMS und PMDS. Bislang konnte aber wissenschaftlich gezeigt werden, dass die Kombination aus 20 µg des Östrogens Ethinylestradiol und drei Milligramm (mg) des Gestagens Drospirenon schwere PMDS-Beschwerden spürbar mindert.[212, 54] Diese »Pille« ist in einigen Ländern bereits zur Behandlung einer PMDS zugelassen worden. Wo dies noch nicht der Fall ist, kann sie »off label« verschrieben werden. Dazu muss man auch wissen, dass das Gestagen Drospirenon ein Spironolacton-Derivat ist, das

sowohl gestagen als auch antiandrogen wirkt. Das heißt, es verhütet einerseits und hemmt andererseits die Wirkung männlicher Sexualhormone – was beispielsweise bei Frauen mit Hautunreinheiten und Akne ein Vorteil sein kann. Darüber hinaus wirkt Drospirenon Wassereinlagerungen entgegen (antimineralokortikoide Wirkung).
Aber: Das Gestagen Drospirenon ist zugleich dasjenige, das nach heutigem Erkenntnisstand das höchste Risiko für venöse thromboembolische Ereignisse (VTE, Thrombosen, also Blutgerinnsel) birgt – doch dazu gleich mehr.

Was zur Einnahme der »Kombipille« wichtig ist

Bevor orale Kontrazeptiva gegen PMS und PMDS zum Einsatz kommen, sollten immer die Vorteile der Therapie und ihre Nachteile gegeneinander abgewogen werden. Das von Gestagenen ausgehende Risiko für venöse Thromboembolien (VTE wie Bein-, Arm- und Hirnvenenthrombosen sowie Lungenarterienembolien), die zwar selten, aber sehr schwerwiegend sind, muss unbedingt berücksichtigt werden. Das Thromboserisiko hängt von der Östrogenmenge und der Art des Gestagens ab.[213] Laut dem Ausschuss für Risikobewertung im Bereich der Pharmakovigilanz (PRAC) der Europäischen Arzneimittel-Agentur (EMA) weisen die drei Gestagene Levonorgestrel, Norethisteron und Norgestimat das niedrigste VTE-Risiko auf. Das höchste VTE-Risiko hatten demnach KOK mit den Gestagenen Gestoden, Desogestrel und Drospirenon. Letzteres gilt, wie bereits geschrieben, als derzeit bestwirksamstes Mittel gegen PMDS.
Beispielsweise sollten Frauen, die in der Vergangenheit mit Blutgerinnseln, Schlaganfällen oder Migräne zu tun hatten, damit nicht behandelt werden. Gleiches gilt für Frauen Ü35, die rauchen. Und Frauen mit Depressionen in ihrer Vorgeschichte[214] sollten dies gegenüber ihren Gynäkolog:innen

unbedingt erwähnen und nach Beginn der Therapie auf Stimmungsschwankungen achten.

Da ich die Behandlung von PMS und PMDS immer ganzheitlich angehe, möchte ich an dieser Stelle auch darauf hinweisen, dass östrogenhaltige »Pillen« das Mikrobiom des Darms beeinträchtigen können. Besonders Frauen, die solche »Pillen« über Jahre einnehmen, haben laut Studien ein deutlich höheres Risiko, einen Morbus Crohn (MC) zu entwickeln. Wichtig: Laut aktuellem Forschungsstand besteht dieser Zusammenhang bei der Einnahme sogenannter östrogenfreier Minipillen nicht.[35, 215]

Östrogenfreie »Minipillen« gegen PMS und PMDS

Auch mit einer »Minipille«, die nur Gestagen enthält (sogenannte »Gestagen-only-Pille« oder Gestagen-»Monopille«), lässt sich der Eisprung unterdrücken – und somit ein PMS und eine PMDS behandeln.

Für Frauen, die keine Östrogene einnehmen dürfen, sind solche Gestagen-»Monopillen« eventuell eine Alternative. Das ist besonders wichtig für diejenigen, die einen BMI Ü30 haben, die älter als 35 sind oder die rauchen, da bei diesen »Pillen« kein erhöhtes Risiko für eine Thrombose besteht. Die »Monopillen« sollten im Langzyklus ohne eine Hormonpause eingenommen werden – in der Praxis zeigen sie durchaus vielversprechende Erfolge. Allerdings existieren dazu noch keine Langzeitstudien.

Es gibt solche Präparate schon mit 75 µg Desogestrel, 2 mg Dienogest oder auch 2 mg Chlormadinonacetat. Neu hinzugekommen ist mittlerweile auch eine »Monopille« mit 4 mg des schon erwähnten Drospirenons, das im sogenannten Off-Label-Modus im Langzyklus eingenommen werden kann.

Zyklische Anwendung von Progesteron

Eine zyklische Gabe von Progesteron in der Lutealphase kann vereinzelt bei leichten PMS-Beschwerden helfen, häufiger zeigt sich in der Praxis jedoch, dass die Beschwerden sich sogar verschlimmern.[34] Für lokal aufgetragene gestagenhaltige Cremes, die im sogenannten Off-Label-Modus verordnet werden, gibt es noch keine aussagekräftigen Studien zu Nutzen oder Schaden.[117]

Da Gestagene ähnliche Beschwerden wie die für PMS und PMDS typischen auslösen können, sollten die Mittel bei PMDS-Patientinnen mit vor allem psychischen Beschwerden nicht zyklisch verordnet werden.[34]

Was zur Einnahme der »Minipille« wichtig ist

Anders als für andere »Gestagen-only-Pillen« fehlt es für die Drospirenon-»Minipille« noch an größeren Anwendungsbeobachtungen sowie Studien, sodass sich das Thromboserisiko (VTE) noch nicht genau bewerten lässt. Unsicherheit resultiert aus der Tatsache, dass Drospirenon in Kombination mit Ethinylestradiol in KOK das Thromboserisiko erhöht. Ich erwarte diesbezügliche Forschungen zu »Drospirenon-only-Pillen« mit großer Spannung.

Frauen, die eine »Gestagen-only-Pille« schlucken, sollten allerdings auch wissen, welche Nebenwirkungen diese verursachen können. Zu den häufigsten Nebenwirkungen zählen: verändertes Blutungsmuster (Zwischenblutungen), unregelmäßige oder gar ganz ausbleibende Blutungen, Kopfweh, Libidoverlust sowie schwankende Stimmung und schwankendes Gewicht. Spannend: Laut der WHO tolerieren Frauen diese Nebenwirkungen eher, wenn sie vorher darüber aufgeklärt worden sind.

Andere hormonelle »Verhütungsmittel«

Anders als für orale Kontrazeptiva ließ sich für anderweitig verabreichte kombinierte hormonelle Verhütungsmittel wie Hormonpflaster und Vaginalringe (auch Verhütungsringe genannt) keine Wirkung gegen PMDS-Beschwerden nachweisen.[216] Auch eine sogenannte Hormonspirale (Levonorgestrel IUS) allein hilft nicht gegen PMS- und PMDS-Beschwerden. Sie verhindert weder den Eisprung, noch unterbindet sie zyklusabhängige Hormonschwankungen im Blut ausreichend.[35]

Postmenopause statt PMS und PMDS

Auch wenn es derzeit keine gängige Behandlung ist, muss sie in diesem Buch erwähnt werden – die Möglichkeit, eine Frau in eine frühzeitige Postmenopause zu versetzen, um so ihren Zyklus komplett auszuschalten: kein Zyklus – keine zyklischen Beschwerden wie PMS und PMDS. Mit zwei Methoden kann dafür gesorgt werden:
Der biochemische Weg in die Postmenopause (umkehrbar): Es besteht die Möglichkeit, die Produktion von Hormonen in den Eierstöcken mittels sogenannter GnRH-Agonisten wie Leuprorelin zeitweise komplett zu unterdrücken. Die meisten Forschungsarbeiten dazu zeigten bislang, dass diese Behandlung PMS- und PMDS-Beschwerden reduzierte – und zwar ziemlich rasch.
Der chirurgische Weg in die Menopause (unumkehrbar): Noch radikaler ist die operative Entfernung der Eierstöcke.
Ein großes ABER: Beide Wege führen dazu, dass der Östrogenspiegel im Blut auf das Postmenopausenniveau sinkt. So behandelte Frauen werden in eine künstliche Postmenopau-

se katapultiert. Das ist ein therapeutischer Schritt, der mit erheblichen Nebenwirkungen einhergehen kann: Die Patientinnen müssen mit typischen Wechseljahresbeschwerden wie Hitzewallungen, Scheidentrockenheit und einem erhöhten Risiko für eine vorzeitige Knochenschwäche (Osteoporose) sowie für Herz-Kreislauf-Erkrankungen rechnen. Auch die Lust auf Sex kann ihnen infolgedessen vergehen (Libidoverlust). Um diesen unerwünschten Nebenwirkungen zu begegnen, ist deshalb eine zusätzliche hormonelle Ersatztherapie (Gabe von Östradiol und Gestagen) unumgänglich. Doch diese kann bei manchen Frauen (wieder) PMS- und PMDS-Symptome auf den Plan rufen[217] – und das sowohl in anderen Phasen des Zyklus als auch schon in Konzentrationen, die bei nicht betroffenen Frauen keine Symptome auslösen[51].

Zum Merken:

1. Es gibt verschiedene Möglichkeiten, ein PMS und eine PMDS gynäkologisch zu behandeln. Bewährt hat sich der Einsatz von oral einzunehmenden Kontrazeptiva (»Antibabypille«). Diese unterdrücken den Eisprung und damit auch die zyklischen Hormonschwankungen im Blut, sodass die zyklischen PMS- und PMDS-Beschwerden ausbleiben.
2. Jede »Pille« wirkt individuell – die passende zu finden, ist ein Prozess, der mitunter seine Zeit braucht. Es kann bei der Einnahme der »Pille« zu einer Erstverschlimmerung der Symptome kommen – deshalb ist es ratsam, die Wirkung der »Pille« gegen PMS- und PMDS-Beschwerden mindestens ein bis drei Monate zu testen.
3. Ältere Frauen, Frauen mit Mehrgewicht oder Übergewicht sowie Raucherinnen sollten vor der Einnahme einer »Pille« sehr genau deren Nutzen und Risiken abwägen. Der Grund: Vom Hormon Gestagen geht ein nicht unerhebliches Risiko für Thrombosen aus.

Wie die Psychotherapie bei PMS und PMDS helfen kann

PMS und PMDS ziehen die Psyche in Mitleidenschaft. Die psychischen Beschwerden, die die beiden mit sich bringen, können die Psyche zeitweise sogar richtig krank machen. Werden sie nicht behandelt, wird die psychische Erkrankung chronisch. Ich habe Prozentangaben gefunden, die besagen, dass zwei bis drei von vier Frauen mit PMDS im Laufe ihres Lebens psychisch erkranken. Dazu zählen chronisch depressive Verstimmungen (Dysthymie), schwere depressive Störungen, saisonale Depressionen (Sommerdepressionen, Winterdepressionen) und generalisierte Angststörungen. Die Last eines PMS und einer PMDS ist schwer. Ebenso die einer psychiatrischen Krankheit. In Kombination wird sie untragbar. Wie groß die Krankheitsbelastung für die einzelne Frau ist, lässt sich nur schwer fassen. Doch es gibt Forschungsarbeiten, die sich mit der Krankheitslast sowohl von PMS und PMDS als auch von psychischen Erkrankungen beschäftigen. Das sind wichtige Erkenntnisse daraus:

- Eine PMS kann das alltägliche Leben der betroffenen Frauen und ihre soziale Rolle stark beeinträchtigen – privat und beruflich.[218, 219, 220]
- Bei Frauen mit PMDS ist die Produktivität am Arbeitsplatz niedriger. Außerdem ist ihre Abwesenheitsrate sehr hoch.[221, 222]
- PMDS-Patientinnen suchen häufiger ihre Ärztinnen und Ärzte auf und verursachen höhere Gesundheitskosten.[223, 224]
- Eine PMDS verschlechtert die gesundheitliche Lebensqualität mehr als chronische Rückenschmerzen, die als eine der häufigsten Volkskrankheiten gelten.

- Die Krankheitslast lässt sich mit der von Arthritis und rheumatoider Arthritis vergleichen.[225]
- Bei Frauen mit PMDS belastet diese ihre zwischenmenschlichen Beziehungen während der späten Lutealphase wie eine klinische Depression.[226]

Mit Blick auf diese doch sehr schwere Krankheitslast frage ich meine PMDS-Patient:innen im ersten Gespräch relevante Befindlichkeiten ab, die darauf hinweisen können, dass die Frau vor mir an einer Depression leidet. Meine individuellen Fragen habe ich für dieses Buch verallgemeinert und zu einem Selbsttest zusammengestellt:

Selbsttest: Leide ich an einer Depression?

1. Fühle ich mich schon länger als zwei Wochen traurig, bedrückt und niedergeschlagen?
2. Fühle ich mich oft zu energielos und unmotiviert, um meine täglichen Aufgaben zu erledigen?
3. Interessiere ich mich weniger für das, was mir früher Freude bereitete?
4. Kann ich mich nur schwer konzentrieren, und fallen mir Entscheidungen schwer?
5. Schlafe ich beim Zubettgehen schlecht ein, wache ich nachts wiederholt auf und kann dann lange nicht wieder einschlafen?
6. Fühle ich mich trotz ausreichend Schlaf müde und gerädert?
7. Fühle ich mich häufig hoffnungslos, grüble ich, oder mache ich mir negative Gedanken über die Zukunft und mich selbst? Fehlt es mir zunehmend an Selbstvertrauen und Selbstwertgefühl?
8. Plagen mich Schuldgefühle?

9. Habe ich in letzter Zeit ungewollt ab- oder zugenommen?
10. Meide ich vermehrt Familie, Freund:innen oder soziale Aktivitäten?
11. Fühle ich mich schon länger als zwei Wochen zutiefst verzweifelt? Denke ich gelegentlich, dass mein Leben sinnlos ist? Mache ich mir Gedanken über den Tod?
12. Bin ich psychisch und/oder physisch erschöpft, ohne dass ich sonstige körperliche Beschwerden habe?
13. Treten bei mir weitere körperliche Beschwerden auf, ohne dass eine Erkrankung bekannt ist?

Auswertung des Selbsttests:

- 0- bis 2-mal Ja: Die Antworten weisen eher nicht auf eine Depression hin.
- 3- bis 5-mal Ja: Die Antworten weisen eher darauf hin, dass Anzeichen für eine Depression vorliegen.

Höre ich im Gespräch heraus, dass Anzeichen für eine Depression vorliegen, hake ich nach. Bestätigt die PMDS-Patientin die Anzeichen, schicke ich sie parallel zu der von mir angebotenen gynäkologischen Therapie immer auch zu Fachkolleg:innen mit psychiatrischer und psychotherapeutischer Expertise.

Wichtig: Da ich zwar in engem Austausch mit den Psycho-Expert:innen in meinem Netzwerk stehe, psychische Erkrankungen aber nicht mein Fachgebiet sind, kann ich an dieser Stelle nur die aktuellen Therapiemöglichkeiten aufzeigen.

Psychoedukation und Psychotherapie

Die Psycho-Expert:innen klären die PMDS-Patientinnen und gegebenenfalls deren Angehörige, allen voran deren Partner:innen, darüber auf, wie die Erkrankung insbesondere die Psyche beeinflusst. Sie begleiten die Frauen Schritt für Schritt auf dem Weg, ihre Erkrankung kennenzulernen. Dabei geht es nicht nur darum, dass sich die Frauen fachliches Wissen aneignen, sondern auch darum, dass sie Bewältigungsstrategien erlernen, die sie ermächtigen, sich selbst zu helfen. Eine solche sehr lebensnahe Psychoedukation ist immer individuell, da sie passgenau auf die PMDS-Patientin zugeschnitten wird.

Je nachdem, wie die betroffenen Frauen unter ihrer PMDS leiden, können die Psycho-Expert:innen unterschiedliche therapeutische Wege mit ihnen beschreiten.

- **Entspannungstherapien:** Stress sorgt für physische sowie psychische Anspannung und verstärkt somit die PMDS-Symptome. Dagegen helfen Entspannungsverfahren wie die Progressive Muskelentspannung. Die lässt sich – angeleitet von Profis – in wenigen Stunden erlernen. Die Progressive Muskelentspannung fußt auf diesem Effekt: Angespannte Muskeln lassen sich gezielt entspannen, wenn sie zuvor willkürlich angespannt werden. Dabei arbeitet man Muskelgruppe für Muskelgruppe ab. Richtig gemacht, entspannen sich nicht nur die Muskeln, sondern der gesamte Körper – wobei es vor allem darum geht, den Unterschied zwischen angespannten und entspannten Muskeln zu erfühlen. Das schult das eigene Bewusstsein dahin gehend, Muskelspannungen schon früh als das wahrzunehmen, was sie oft sind: Stresssignale. Die entspannende Wirkung der Progressiven Muskelentspannung ist wissenschaftlich gut erforscht – Atmung und Puls verlangsamen sich infolgedessen erwiesenermaßen. Der Blutdruck sinkt.

- Eine **Psychotherapie** kann nachweislich helfen, das alltägliche Leben mit PMS und PMDS besser zu bewältigen. Sie gilt inzwischen sogar als mit am besten geeignete Behandlung (sogenannte Erstlinienbehandlung). Für die positive Wirkung der Kognitiven Verhaltenstherapie (KVT) bei PMS und PMDS gibt es bereits wissenschaftliche Belege[227, 228] – und das sowohl für analoge als auch digitale Therapieangebote[208, 229]. Im Rahmen einer solchen Therapie geht es einerseits um das Erlernen kognitiver Strategien. Zum Beispiel trainieren die PMS- und PMDS-Patientinnen, sich selbst zu beobachten und ihre Gedanken gezielt zu ändern. Das kontrollierte Umdenken hilft ihnen unter anderem dabei, alltägliche Situationen realistisch zu bewerten. Andererseits geht es bei der KVT um Verhaltensstrategien wie Selbstmotivation. Diese hilft beispielsweise dabei, sich gezielt aus einer erhöhten Reizbarkeit, einer depressiven Stimmung oder einem zwischenmenschlichen Konflikt herauszumanövrieren[230] – sei es mit Bewegung, Entspannung oder mit sozialen Aktivitäten.

Ich beobachte in meiner Praxis die positiven Effekte, die Entspannungstechniken und psychotherapeutische Begleitung auf meine PMS- und PMDS-Patientinnen haben, auch wenn diese sich etwas langsamer einstellen, als wenn die Frauen Antidepressiva schlucken[208]. Gerade Psychotherapien bringen die Frauen dazu, auf sich zu achten und zu verstehen, wie und warum sie ticken, wie sie ticken. Sie lernen sich selbst besser kennen – mit all ihren Eigenschaften, von denen die einen das Leben mit PMS und PMDS erleichtern, während es die anderen erschweren können. Wer besonders

sensibel ist, kann beispielsweise frühzeitig Stimmungswechsel und andere Veränderungen wahrnehmen (Stichwort: Symptomverständnis), dem Zyklusgeschehen zuordnen und entsprechend gegensteuern. Und wer sich immer sehr viele Gedanken macht, der zermürbt sich unter dem Einfluss von PMS und PMDS an den Tagen vor den Tagen vielleicht besonders heftig. Sich dessen bewusst zu werden, ist der erste Schritt in Richtung Krankheitsbewältigung.
Ich habe aber auch PMS- und PMDS-Patientinnen, denen es trotz andauernder Psychotherapie nicht gelingt, die Strategien anzuwenden, die sie dort erlernt haben, wenn es darauf ankommt: Je näher ihre Regelblutung rückt, desto weniger können diese Frauen auf das Erlernte zugreifen, sie stehen dafür zu sehr neben sich.

Behandlung der PMDS mit Antidepressiva

Auch die Behandlung mit Antidepressiva ist eine Erstlinienbehandlung von PMDS.[216] Antidepressiva sind Medikamente mit Wirkstoffen wie Sertralin, Fluoxetin, Escitalopram, Paroxetin, Citalopram, Venlafaxin, Duloxetin, Clomipramin, Alprazolam (Suchtpotenzial!) und Buspiron, mit denen vor allem Depressionen behandelt werden. Sie hellen die Stimmung auf und bringen den Antrieb in Schwung. Das gelingt den Antidepressiva, weil sie Neurotransmitter wie Serotonin und Noradrenalin beeinflussen, die maßgeblich an der Signalübertragung zwischen den Nervenzellen im Gehirn beteiligt sind (siehe Kapitel »PMS und PMDS: Ursachen für die unterschiedliche Ausprägung der Symptome«).
Es gibt unterschiedliche Antidepressiva. Bei PMDS haben sich insbesondere diejenigen bewährt, die nach einem Nervenimpuls dafür sorgen, dass weniger Serotonin von den

Nervenenden aufgenommen wird: Sertralin, Fluoxetin, Escitalopram, Paroxetin, Citalopram. Diese Antidepressiva nennt man auch Selektive Serotonin-Wiederaufnahmehemmer (SSRI). Sie zeigen bei etwa 60 Prozent der PMDS-Patientinnen Wirkung.[54] SSRI gegen PMDS-Beschwerden lassen sich auf dreierlei Weise verabreichen:

1. Das SSRI-Antidepressivum wird mit gleichbleibender Wirkstoffdosierung kontinuierlich über mehrere Monate hinweg geschluckt, um die Situation zunächst zu stabilisieren.
2. Es besteht die Möglichkeit, die Dosis des SSRI-Wirkstoffs entsprechend der sich an den Tagen vor den Tagen verstärkenden PMDS-Beschwerden zu erhöhen.
3. Die betroffene Frau nimmt die SSRI nur punktuell ein[231], also zyklisch an den Tagen vor der Regelblutung, und lässt sie in der ersten Zyklushälfte weg[112, 232].

»Meine Psychiaterin verschrieb mir ein Antidepressivum, das ich anfangs durchnehmen sollte – mit der Aussicht, es später nur in der zweiten Zyklushälfte einzunehmen. Die Dosis des Mittels war ganz gering – nur die Hälfte dessen, was man bei einer klinischen Depression verschreiben würde, sagte sie.«

Meine Patientin, die ungenannt bleiben möchte

Spannend ist, dass SSRI gegen PMDS-Beschwerden rasch wirken. Die Rede ist hier von einem halben Tag bis anderthalb Tagen. Zudem wirken die Medikamente gegen PMDS bereits in deutlich niedrigerer Dosis, als sie gegen Depressionen zum Einsatz kommen. Das ist auch der Grund dafür, dass die damit behandelten PMDS-Patientinnen beim Absetzen des Mittels keine Entzugserscheinungen zu befürch-

ten haben.[35] Allerdings ist das Risiko recht hoch, dass die PMDS-Beschwerden nach Absetzen von SSRI wieder auftreten, wobei das Rückfallrisiko bei den Frauen besonders hoch ist, die stärkere Beschwerden hatten[217].
Um eine solche Therapie bestmöglich gewappnet starten zu können, gibt es noch einige Hinweise zu beachten:

- Es kann zu kurzfristiger Übelkeit, Unwohlsein und Kopfschmerzen kommen.
- Ein weiteres, durchaus relevantes Phänomen ist der Libidoverlust, der mit einer zyklischen Gabe der SSRI möglicherweise eingedämmt bleibt.
- Und wie bei den Hormonpräparaten gilt für die SSRI, das am besten passende Präparat für die betroffene Frau zu finden – mitunter bedarf es da auch mal einer Umstellung.

Wichtig: SSRI sind in den USA bereits als Arzneimittel gegen PMDS zugelassen, in Deutschland, Österreich und der Schweiz jedoch noch nicht. Das heißt: Die Kolleg:innen verschreiben diese Mittel hierzulande als sogenannte Off-Label-Medikamente.

Interview mit einer Fachärztin für Psychiatrie und psychotherapeutische Medizin

Bei der Recherche zu den psychischen Behandlungsmöglichkeiten der PMDS stützte ich mich einerseits auf das vor allem theoretische Wissen, was bisher dazu veröffentlicht und mir zugänglich war, und andererseits auf die Beobachtungen, die ich über meine Patientinnen und deren Behandlungen bislang machen konnte. Doch ich wollte unbedingt auch hier die praktische Seite beleuchten, um den von PMDS betroffenen Frauen möglichst alle Therapiewege aufzuzeigen. Und deshalb bat ich die Priv.-Doz.in Dr.in med. univ. Dr.in scient. med. Lucie Bartova zu einem Interview. Als Fachärztin für Psychiatrie und psychotherapeutische Medizin und Oberärztin an der Universitätsklinik für Psychiatrie und Psychotherapie der Medizinischen Universität Wien bringt sie genau das praktische Wissen ein, was dieses Buch braucht:

Wie behandeln Sie im klinischen Alltag Patientinnen, die an PMS oder PMDS leiden?

So wie bei vielen spezifischen Zustandsbildern – und das gilt auch für PMS beziehungsweise PMDS – liegen bislang nur begrenzte Studiendaten vor. In der Forschung greift man daher häufig auf Substanzen zurück, die sich bei einem verwandten und gut erforschten Krankheitsbild, wie etwa der Depression, bewährt haben. Das betrifft insbesondere die SSRI, die sich auch in diesem Kontext als wirksam gezeigt haben und deshalb in Leitlinien empfohlen werden. Allerdings handelt es sich dabei um eine Off-Label-Anwendung.

Zum Einsatz weiterer moderner Antidepressiva bei PMS/PMDS existieren bislang deutlich weniger oder gar keine belastbaren Studien, was erklärt, warum sie in den Empfehlungen kaum aufscheinen. Das bedeutet jedoch nicht zwingend, dass sie unwirksam wären. Entscheidend für eine erfolgreiche Behandlung bleibt auch bei PMS/PMDS die individuelle Symptomatik der Patientin. Genau darauf lege ich in meiner klinischen Praxis großen Wert: Jede Frau ist einzigartig, und die Wahl der Medikation sollte sich an ihrem spezifischen Beschwerdebild und klinischen Profil (zum Beispiel Alter, BMI, Komorbiditäten und deren laufende Behandlungen) orientieren.

In Analogie zur Depression gilt: Obwohl SSRI formal als Erstlinientherapie (Firstline) empfohlen werden, zeigt die

Praxis, dass bei bestimmten Patientinnen andere Antidepressiva die passenderen Firstline-Medikamente sein können, beispielsweise

- Bupropion, ein selektiver Noradrenalin- und Dopamin-Wiederaufnahmehemmer,
- oder Mirtazapin, ein noradrenerg- und spezifisch serotonerg wirksames Antidepressivum,
- sowie auch Vortioxetin, ein multimodales serotonerg wirksames Antidepressivum,
- oder Trazodon, ein Serotoninrezeptor-Antagonist-und-Wiederaufnahmehemmer (SARI),
- beziehungsweise Tianeptin, ein unter anderem glutamaterg wirkendes Antidepressivum.

Haben Sie ein konkretes Beispiel für eine solch individuelle Behandlung?
Zum Beispiel würde ich bei dominierender Energielosigkeit, ausgeprägter Antriebshemmung oder der Unfähigkeit, Freude und Lust zu empfinden (Anhedonie), nicht primär ein SSRI wählen, sondern eher ein noradrenerg und dopaminerg wirkendes Antidepressivum wie Bupropion in Betracht ziehen – selbstverständlich ebenfalls Off-Label, aber mit einer plausiblen Erwartung höherer Wirksamkeit in dieser Konstellation. Auch Mirtazapin kann – je nach Symptomprofil – eine sinnvolle Option darstellen, beispielsweise bei Schlafstörung und Appetitlosigkeit.

Wie verabreichen Sie die Antidepressiva?
Ich tendiere, insbesondere bei ausgeprägteren Formen, klar zur kontinuierlichen Gabe der Mittel, da dies in meiner Erfahrung die Stabilität verbessert.

Begegnet Ihnen im klinischen Alltag mit PMDS-Patientinnen ein Libidoverlust als Nebenwirkung von SSRI?
Grundsätzlich ist ein Libidoverlust eine mögliche Nebenwirkung von SSRI. In der Praxis sehe ich jedoch deutlich häufiger andere sexuelle Funktionsstörungen, insbesondere Orgasmusverzögerungen oder -hemmungen. Ein reiner Libidoverlust tritt wesentlich seltener als SSRI-bedingte Nebenwirkung auf und ist viel öfter eher Teil der depressiven oder dysphorischen Symptomatik selbst. Gerade zu Beginn einer Behandlung ist es daher besonders wichtig, genau zu explorieren, ob eine sexuelle Funktionsstörung als Symptom Ausdruck der Grunderkrankung ist. Dies ermöglicht eine klare Abgrenzung zu einer tatsächlichen Nebenwirkung der SSRI oder Serotonin-Noradrenalin-Wiederaufnahmehemmer (SNRI) im Behandlungsverlauf.

Gibt es auch Fälle, wo Antidepressiva nichts bringen?
Es gibt Fälle von therapieresistenter Depression (TRD)[233]. Und es gibt das Phänomen der sogenannten Pseudoresistenz: Patientinnen gelten als therapieresistent, erhalten aber in Wirklichkeit eine nicht ausreichend dosierte oder unpassend gewählte Medikation. Hier ist sorgfältiges Monitoring zentral – sowohl in Bezug auf Nebenwirkungen als auch auf eine adäquate Dosierung.
Nicht selten bestehen zudem Komorbiditäten, etwa eine Kombination aus PMDS und depressiver Symptomatik oder Angstsymptomatik und weiteren begleitenden körperlichen Beschwerden. Umso wichtiger ist es, die Therapie differenziert zu gestalten. Dazu gehört neben der ausreichenden Dosierung auch die Möglichkeit, die Behandlung individuell zu erweitern – etwa durch Kombination zweier sich ergänzender Antidepressiva oder durch Augmentation mit weiteren Substanzen, die gezielt Begleitsymptome adressieren. Bei-

spiele wären Pregabalin bei Angstsymptomen, Quetiapin bei Anspannung und Reizbarkeit oder sedierende Antihistaminika wie Hydroxyzin bei innerer Unruhe und Diphenhydramin bei Schlafstörungen.

Kombitherapien: gynäkologische und psychologische Behandlungen kombinieren

Unter meinen PMDS-Patientinnen habe ich auch Frauen, bei denen keine der beschriebenen Therapien anspricht. Bei diesen Frauen setze ich mitunter auf eine Kombitherapie: Ich verordne ihnen ein Hormonpräparat, und die Kolleg:innen aus der Psychiatrie verordnen ihnen Antidepressiva.
Dabei ist ein enger interdisziplinärer Austausch unter uns Medizinerinnen und Medizinern von großem Vorteil. Ich denke, wenn Gynäkologie und Psychotherapie sich gleichermaßen für die PMDS verantwortlich fühlen würden, könnte vielen Frauen viel Leid erspart werden: Die Diagnose könnte bestenfalls früher erfolgen, sodass den Frauen Lebenszeit, Lebenswillen, Lebensfreude und Lebenskraft raubende Fehlbehandlungen erspart blieben. Ich erwähne es hier gerne noch einmal: Es dauert im Schnitt zwölf Jahre![23], bis PMDS-Patientinnen ihre Diagnose bekommen. Wenn ich dann noch erwähne, dass mehr als zwei von drei betroffenen Frauen daran denken, sich das Leben zu nehmen, und jede Dritte irgendwann tatsächlich einen Suizid versucht[234], ist es umso wichtiger, dass wir Mediziner:innen uns stärker um die PMDS kümmern.

Neueste Therapieansätze[54]

An der Behandlung von PMS und PMDS wird nach meiner Wahrnehmung inzwischen stärker geforscht. Aktuell werden Behandlungsansätze mit Fokus auf Neurosteroide geprüft, die spezifisch auf die PMDS als Störung abzielen. Dabei geht es unter anderem um den Wirkstoff Sepranolon, ein Steroid, das den $GABA_A$-Rezeptor beeinflusst, der wiederum Einfluss auf den Gestagen-Metaboliten ALLO nimmt[235], sowie um den Gestagen-Antagonisten Ulipristalacetat[236, 54]. In ersten Studien wirkten diese beiden Substanzen positiv gegen PMDS, doch noch braucht es dazu weitere Forschungen.

In diesem Zusammenhang möchte ich auch erwähnen, dass die Europäische Kommission Mitte September 2025 dem neuen Medikament Zuranolon für Frauen mit postpartaler Depression die EU-weite Marktzulassung erteilte. Das ist insofern wichtig zu erwähnen, weil PMDS-Patientinnen wie bereits geschildert ein erhöhtes Risiko für die Entwicklung einer Wochenbettdepression haben. Die Zulassung basiert auf der positiven wissenschaftlichen Bewertung der Europäischen Arzneimittel-Agentur (EMA). Die sogenannte Wochenbettdepression kann demnach schwerwiegend und lang anhaltend sein und negative Folgen für Mutter und Kind haben. Bis dato gab es keine spezifischen zugelassenen Behandlungen für diese Erkrankung, und herkömmliche Antidepressiva wirken oft nicht schnell genug. Der Vorteil von Zuranolon besteht laut der EMA darin, dass es nach zweiwöchiger Behandlung depressive Symptome im Zusammenhang mit postpartaler Depression lindern kann.[237] Das neuroaktive Steroid Zuranolon kann die Aktivität des Neurotransmitters GABA erhöhen.[238] Wichtig: Zuranolon ist laut der Europäischen Kommission verschreibungspflichtig und kann Nebenwirkungen (häufigste: abnorme Schläfrigkeit oder gesteigerte Schlafneigung (Somnolenz), Schwindel und Sedierung[237]) haben, die auf der Verpackung aufgeführt sind. Es sollte nicht während der Schwangerschaft angewendet werden und wird nicht für die Anwendung während der Stillzeit empfohlen.

Zum Merken:

1. Es gibt verschiedene Therapien, die bei psychischen PMS- und PMDS-Beschwerden nachweislich helfen. Deshalb rate ich betroffenen Frauen dringend, sich zum Bewältigen der Erkrankungen neben gynäkologischer Unterstützung auch psychiatrische oder psychotherapeutische zu holen.
2. Entspannungstherapien sind ein wirksames Mittel gegen körperlichen und/oder psychischen Stress. Kognitive Verhaltenstherapien zielen darauf ab, PMDS-Verhalten gezielt zu verändern, um an den Tagen vor den Tagen ganz bei sich zu bleiben und nicht neben sich zu stehen. Es geht dabei um gezieltes Regulieren der eigenen Reaktion auf stressende Reize und um Gefühlsregulation.
3. Auch der Einsatz von Antidepressiva gegen PMDS-Beschwerden hat sich gut bewährt, wobei er in Deutschland, Österreich und der Schweiz noch Off-Label erfolgt. Sogenannte Selektive Serotonin-Wiederaufnahmehemmer (SSRI) wirken positiv auf den Neurotransmitter Serotonin, der für die reibungslose Signalübertragung im Gehirn wichtig ist. Ein Serotoninmangel in der zweiten Zyklushälfte und infolgedessen eine gestörte Signalübertragung gilt als eine mögliche Ursache von PMDS. SSRI können in unterschiedlichen Modi verabreicht werden.

Tipps zum Finden von PMDS-Spezialist:innen

Die gute Nachricht: Es gibt Ärztinnen und Ärzte, die sich auf die PMDS spezialisiert haben. Die schlechte Nachricht: Es sind noch sehr wenige. Und selbst wir, die wir uns mit PMDS beschäftigen, wissen trotz etlicher Studien nur bruchstückhaft, wie PMS und PMDS den weiblichen Körper und die weibliche Psyche beeinflussen. Es ist wie ein Puzzle, von dem wir erst nach und nach die einzelnen Teile in die Hand bekommen und sie zu einem Bild zusammensetzen. Wobei wir – und das ist das Komplizierte am Ganzen – weder wissen, wie viele Teile unser Puzzle hat, noch, wie genau das fertige Puzzle aussehen wird.

Für die folgenden Tipps zur Suche nach PMDS-Spezialist:innen habe ich meine PMDS-Patientinnen befragt, wie sie mich gefunden haben, und ihre Antworten zusammengestellt.

Die meisten Frauen, die mich als PMDS-Expertin gesucht und gefunden haben, starteten ihre Suche im Internet. Mit Keywords wie »PMDS-Spezialist:in«, »PMDS-Expert:in«, PMDS-Ärztin:Arzt« kamen sie ziemlich schnell auf die Internetseite der von mir schon mehrfach erwähnten Internetplattform PMDS Hilfe, hinter der der gleichnamige gemeinnützige Verein steckt. Die Seite bietet neben Informationen zur PMDS auch ein Verzeichnis mit PMDS-Spezialist:innen für Deutschland, Österreich und die Schweiz. Die Liste mit Praxisadressen wird regelmäßig ergänzt. Gut zu wissen: Der PMDS Hilfe e. V. bittet als Seitenbetreiber PMDS-Betroffene, ihre positiven Erfahrungen weiterzugeben, um das Verzeichnis zu erweitern.

Für den Großteil meiner PMDS-Patientinnen waren wir Gynäkolog:innen die erste Anlaufstelle, um ärztlichen Rat und Hilfe zu finden.

Einige Frauen haben sich als Erstes auch an Psychiater:innen, Psychotherapeut:innen und Neurolog:innen gewandt – vor allem diejenigen, die bereits eine psychologische Erkrankung diagnostiziert bekamen. Zudem wurden mir Hausärztinnen und Hausärzte als erste Anlaufstelle bei PMDS-Beschwerden genannt.

Die eine oder andere Frau wandte sich wegen ihrer PMDS-Beschwerden auch an eine Universitätsklinik.

Parallel zur Onlinesuche haben sich viele meiner PMDS-Patientinnen in ihrem Umfeld umgehört, ob jemand jemanden kennt, die oder der sich mit PMDS auskennt. Sie fragten Familienmitglieder, Freundinnen und Freunde, Bekannte sowie Kolleg:innen.

Im Internet suchten meine PMDS-Patientinnen nicht nur nach PMDS-Expert:innen, sondern auch nach Informationen zu ihren Beschwerden. Sowohl auf deutschsprachigen als auch auf englischsprachigen Webseiten finden sich inzwischen etliche Beiträge zu PMDS mit ganz unterschiedlicher fachlicher Tiefe. Viele Frauen erzählten mir, dass sie insbesondere Erfahrungsberichte von Leidensgenossinnen hilfreich fanden. So manche Frau hat darüber erstmals einen Namen für ihr Leid erfahren und konnte es gegenüber ihrer Ärztin oder ihrem Arzt benennen. Das und die Tatsache, dass es anderen genau wie ihnen geht und sie sich das Ganze nicht nur einbilden, empfanden die meisten der Frauen als große Erleichterung.

Neben Fundstellen für Informationen zu PMDS bietet das Internet auch Möglichkeiten, sich auszutauschen. Die PMDS Hilfe führt auf ihrer Seite PMDS-Selbsthilfe- und Supportgruppen auf, die sich entweder online oder offline treffen.

»Als ich im Internet eine PMDS-Selbsthilfegruppe fand und mich zu einem Onlinetreffen anmeldete, war ich ziemlich auf-

geregt. Doch der Austausch tat so gut. Ich traf auf Mitgefühl und Verständnis und bekam praktische Tipps zur Bewältigung meiner Erkrankung. Ich kann jeder Betroffenen nur raten, sich mit anderen Betroffenen auszutauschen und zu verbünden.«

Meine Patientin Kerstin B.

Auch PMDS-Expert:innen bieten mitunter Online-Sprechstunden an. Solche Angebote nutzen viele Frauen, die keine Adressen in ihrer Nähe finden, um sich mit jemandem auszutauschen, die oder der sich mit PMDS-Beschwerden auskennt.

Mit Social Media, allen voran Instagram, gibt es eine weitere Möglichkeit, sich über PMDS zu informieren und auszutauschen.

Checkliste: Hat die Ärztin oder der Arzt Erfahrung mit PMDS?

Immer wieder berichten mir Patientinnen, dass sie auf der Suche nach ärztlicher Hilfe bei Medizinerinnen und Medizinern waren, die »noch nie zuvor von PMDS gehört hatten«. Die Patientinnen wussten »mehr als die Ärztin oder der Arzt«. Um zu erkennen, ob eine Ärztin oder ein Arzt Erfahrung mit PMDS hat, sollten Frauen auf folgende fünf Punkte achten:

- ✓ Eine erfahrene Ärztin oder ein erfahrener Arzt wird dazu auffordern, ein Zyklus- oder Symptomtagebuch zu führen – das ist der Standard für die Diagnose von PMDS und zeigt, dass die Kolleg:innen mit der aktuellen Diagnostik vertraut sind.
- ✓ Zudem werden PMDS-erfahrene Kolleg:innen sich genau nach dem zeitlichen Auftreten der Beschwerden erkundigen, um diese

eindeutig einem PMS oder einer PMDS zuzuordnen und sie von anderen Erkrankungen abzugrenzen.

- ✓ Eine Ärztin oder ein Arzt, die oder der sich mit PMS und PMDS auskennt, wird die ihr oder ihm vorgetragenen Beschwerden und das ganze Thema PMS und PMDS ernst nehmen und ein offenes Ohr für die Patientin haben.
- ✓ Erfahren in Sachen PMS und PMDS zu sein, heißt auch, dass die Kolleg:innen die Patientin individuell beraten und im Zuge dessen auf die verschiedenen Behandlungsmöglichkeiten eingehen. Idealerweise entwickeln sie mit der betroffenen Frau gemeinsam einen maßgeschneiderten Therapieplan.
- ✓ Des Weiteren erwarte ich von den Kolleg:innen, dass sie offen für eine interdisziplinäre Zusammenarbeit sind. Bei fachlichen Unsicherheiten sollte sich eine kompetente Ärztin oder ein kompetenter Arzt nicht scheuen, Kolleg:innen aus anderen medizinischen Disziplinen hinzuzuziehen. Das ist allemal besser, als Symptome als »eingebildet« abzutun oder pauschal zu bagatellisieren.

Checkliste zur Vorbereitung auf das Gespräch mit einer Ärztin oder einem Arzt

Frauen sollten sich gründlich auf das Gespräch mit einer Ärztin oder einem Arzt vorbereiten, insbesondere, wenn sie diese:n zum ersten Mal aufsuchen. Ich rate zu folgender Vorbereitung:

- ✓ Informieren Sie sich vorher gründlich über PMS und PMDS – machen Sie sich zur Expertin für Ihre Erkrankung. Das ist wichtig, um den Ärzt:innen in der Kürze der verfügbaren Zeit – die meisten Arzttermine dauern nur wenige Minuten[239] – alle für die Diagnose und Behandlung relevanten Informationen zu vermitteln und Missverständnisse zu vermeiden.

- ✓ Bringen Sie ein detailliertes Symptomtagebuch mit, das bestenfalls über mehrere Zyklen informiert. Nutzen Sie dazu gerne den **Fragebogen** in diesem Buch und **den Kalender zum Zyklustracking** auf meiner Internetseite.
- ✓ Füllen Sie auch den »Fragebogen zur Krankheitsgeschichte (Selbsttest: Habe ich PMDS?)« in diesem Buch aus, um aufzuzeigen, wann Ihre Beschwerden erstmals auftraten, wie sie sich entwickelten und was Sie dagegen bereits unternommen haben.
- ✓ Befragen Sie die Frauen in Ihrer Familie nach PMS und PMDS – haben Sie Verwandte mit Beschwerden an den Tagen vor den Tagen?
- ✓ Schreiben Sie Ihre Erwartungen an das Gespräch mit Ihrer Ärztin oder Ihrem Arzt vorab ebenso auf wie Ihre Fragen, um sie im Gespräch der Ärztin oder dem Arzt zu stellen.
- ✓ Halten Sie Papier und Stift oder eine Notizenapp bereit, um sich während des Gesprächs mit der Ärztin oder dem Arzt wichtige Informationen zu notieren.
- ✓ Fragen Sie nach, wenn Sie etwas nicht verstanden haben!

Zu guter Letzt noch ein Rat, den ich meinen PMDS-Patientinnen immer mitgebe: Es ist sinnvoll, sich ein Team aus Ärzt:innen verschiedener medizinischer Disziplinen zusammenzustellen – quasi eine eigene PMDS-Task-Force – und gemeinsam mit diesen eine individuell passende Behandlung zu finden sowie Strategien zur individuellen Bewältigung der PMDS zu entwickeln.
Zur PMDS-Task-Force sollten gehören:

- **Gynäkolog:innen,** die ein offenes Ohr für Frauen haben, die sich vertrauensvoll mit ihren PMS- und PMDS-Beschwerden an sie wenden, und diese ernst nehmen.
- **Psychiater:innen** oder **Neurolog:innen,** die psychische Begleiterkrankungen abklären und Medikamente zur Be-

handlung der psychischen PMDS-Beschwerden wie Antidepressiva (meist SSRI) verschreiben.

- **Hausärztinnen und Hausärzte** oder **Allgemeinmediziner:innen,** die gegebenenfalls andere Erkrankungen oder Nährstoffmängel feststellen und behandeln. Zudem führen sie die regelmäßigen Check-ups wie ein Elektrokardiogramm (EKG) durch, die bei der Einnahme von Antidepressiva ratsam sind.
- **Psychotherapeut:innen,** die mit geeigneten Therapien dabei unterstützen, mit den psychischen Beschwerden der Krankheit besser umzugehen, den Überblick zu wahren sowie Rückschläge auszuhalten und zu überwinden.

Zum Merken:

1. Die Internetseite von PMDS Hilfe e. V. (pmds-hilfe.de) listet für Deutschland, Österreich und die Schweiz Mediziner:innen auf, die sich mit PMDS auskennen.
2. Dort finden sich auch Informationen zu PMDS-Selbsthilfegruppen, deren Mitglieder sich entweder offline oder online treffen, um sich auszutauschen.
3. Für PMDS-Patientinnen lohnt sich die Einrichtung einer persönlichen PMDS-Task-Force, zu der nicht nur die Gynäkologin oder der Gynäkologe des Vertrauens, sondern auch Psychiater:innen, Psychotherapeut:innen Neurolog:innen und Allgemeinmediziner:innen gehören sollten.

---

15 Fragen an Dr. Jael Bosman

»Frauen mit PMS und PMDS fühlen sich in ihrem Zyklusgeschehen oftmals noch unwohl, denn dieses geht mit einer Vielzahl und Vielfalt an Beschwerden und dem daraus resultierenden biopsychosozialen Stress einher. Ich wünsche mir, dass alle betroffenen Frauen rasche Aufklärung zu ihrem Zyklusgeschehen und den Möglichkeiten der Behandlung ihrer Beschwerden bekommen. Der weibliche Zyklus und die Periode sollten nicht mit Unwohlsein gleichgesetzt werden müssen, sondern mit Wohlsein. Denn sie sind für mich auch Ausdruck des einzigartigen weiblichen Potenzials.«

Dr. med. Jael Bosman

Meine Patientinnen haben viele Fragen zu PMS und PMDS. Sie stellen mir diese im persönlichen Gespräch, am Telefon oder per E-Mail. Die Antworten auf die meistgestellten Fragen habe ich hier zusammengetragen, wobei die von mir gewählte Reihenfolge keinerlei Bedeutung hat.

1. Ich habe ADHS. Kann das die Symptome meines PMS und meiner PMDS in der zweiten Zyklushälfte verschlimmern?

Verschiedene Beobachtungen wurden hierzu schon gemacht: So berichten viele Frauen mit ADHS, dass die Wirkung ihrer ADHS-Medikamente (sogenannte Psychostimulanzien) zyklusabhängig schwankt. Zudem klagen viele Menstruierende mit ADHS über Beschwerden, die für ein PMS und eine PMDS typisch sind. Hier spielt vor allem das Dopamin eine Rolle, das für das Zusammenspiel von Aufmerksamkeit und

Motivation wichtig ist. Östrogen, Gestagen und Testosteron beeinflussen den Dopaminhaushalt. In Zeiten von Östrogenmangel (nach dem Eisprung und an den Tagen vor den Tagen) wird auch weniger Dopamin ausgeschüttet – und das, was noch verfügbar ist, wird beschleunigt abgebaut. Auch wenn die Zahl der Studien dazu bislang noch gering ist, haben die wenigen, die es gibt, einen Zusammenhang zwischen ADHS und PMS gezeigt.[240]

Ich beobachte bei den PMDS-Patientinnen mit ADHS-Diagnose in meiner Praxis – und das sind nicht wenige – definitiv eine Verschlimmerung ihrer ADHS-Beschwerden in der zweiten Zyklushälfte, auf die dann noch die PMS- und PMDS-Beschwerden on top kommen. Mitunter wurde die ADHS auch erst wegen der verschlimmerten PMS- und PMDS-Beschwerden erkannt.[241]

2. Kann ich aufgrund meiner PMDS-Beschwerden eine Reha oder Kur beantragen?

Ja, das ist möglich. Ich habe Patientinnen, die aufgrund ihrer physischen und psychischen PMDS-Beschwerden eine Kur bewilligt bekommen haben. Probieren sollten betroffene Frauen es auf jeden Fall: Wenden Sie sich an Ihre Hausärztin oder Ihren Hausarzt und Ihre Krankenkasse und fragen Sie danach.

3. Kann PMDS beziehungsweise die angewandte Therapie zu einem Libidoverlust führen?

Ja, die Libido, also das sexuelle Verlangen oder der Sexualtrieb, kann von einem PMS oder einer PMDS beeinträchtigt werden. Der Grund: Die Libido hängt von der biologischen, psychologischen und sozialen Verfassung ab. Folgende zyklische Schwankungen der Libido lassen sich in Abhängigkeit vom Hormonstatus ausmachen:

- In der ersten Zykluswoche steigt das Östrogen und mit ihm auch die Libido.
- In der zweiten Woche ist das Östrogen hoch, die Libido ebenso. Zugleich steigt das Testosteron im Blut: Es befeuert die Libido zusätzlich.
- In Woche drei sorgt das Gestagen einerseits für einen Abfall des Verlangens nach Sex, andererseits steigert es den Wunsch nach emotionaler Nähe und Kuscheln.
- Auch wenn in der vierten Woche Östrogen und Gestagen weiter fallen, kommt es mitunter zu einem wachsenden Sexualtrieb. Das lässt sich mit den Hormonen nicht mehr erklären. Stattdessen gibt es wissenschaftliche Hinweise darauf, dass die zunehmende Libido mit einer wegen der nahenden Regelblutung erhöhten Sensibilität des Nervensystems im Unterleib zusammenhängt.

Mit Blick auf die typischen PMS- und PMDS-Symptome, die in Woche drei und vier des Zyklus auftreten, ist wichtig zu wissen, dass insbesondere Stimmungsschwankungen, depressive Verstimmungen bis hin zu Depressionen die Libido drücken können. Außerdem wirken auch Antidepressiva als Lustkiller, insbesondere die SSRI.[242] Hinzu kommt der Faktor Stress, der die Libido beeinträchtigen kann, weil er für ein Plus des Stresshormons Cortisol sorgt, das wiederum die Produktion des Libidoboosters Testosteron drosselt[243].

Meinen Patientinnen rate ich bei sie belastender Unlust, von Anfang an die Sexualpartner:innen einzubeziehen, um gemeinsam einen Weg in die neue alte Lust zu finden. Wer das nicht allein schafft, sollte professionelle Beratung in Anspruch nehmen, allein oder als Paar.

4. Ich bin zu dünn und soll auf medizinisches Anraten an Gewicht zulegen. Ich »darf« deshalb meinen Sport nicht mehr so intensiv betreiben. – Ich bin zu dick und soll auf medizinisches Anraten mein Gewicht reduzieren. Wie kann ich Sport in mein Leben integrieren – ohne dass daraus zusätzlicher Druck oder Zwang entsteht?

Meine Erfahrung ist, dass Bewegung ein wichtiger Schlüssel zu Gesundheit und Wohlgefühl ist. Mit Blick auf die Symptomatik von PMS und PMDS kann Bewegung viel zu sowohl körperlicher als auch psychischer Gesundheit beitragen. Wer sich dagegen nicht ausreichend bewegt, gerät schnell in einen Teufelskreis: Gewicht wird zugelegt. Damit fühlen sich insbesondere die Frauen, die ohnehin schon an zu viel Gewicht leiden, noch unwohler in ihrem Körper. Das zunehmende Unwohlsein und der Bewegungsmangel können die Stimmung drücken und eine Depression verstärken. Doch auch Frauen, die nach Bewegung und Sport geradezu »süchtig« sind, machen mir Sorgen: Deren Gedanken kreisen nur noch um das nächste Training – das artet auch schnell in einen ungesunden Stress aus. Mein Rat: Jede PMS- und PMDS-Patientin sollte Bewegung als therapeutisch positiven Faktor sehen und sich einen Sport suchen, an dem sie Freude hat – und zwar langfristig. Diesen Sport sollte sie bewusst und in einem Maß ausüben, das ihr angenehm ist und sich gut in ihren Alltag einbauen lässt.

5. Ist es bedenklich, wenn ich im Langzyklus keine Regel mehr habe?

Die kontinuierliche Einnahme einer »Antibabypille« zur Behandlung von PMS und PMDS ist unbedenklich. Es gibt sogar Studien, die belegen, dass die Einnahmeweise im Langzyklus messbar besser wirkt als im zyklischen Modus[210, 211], der auch »konventionelles Regime« genannt wird.

Es besteht keine körperliche Notwendigkeit für die regelmäßige Blutung[244, 245]. Für die noch immer verbreitete Annahme, es könnte sich Menstruationsblut »aufstauen«, gibt es keine körperlichen Anhaltspunkte. Ich sage meinen Patientinnen immer: »Wo nichts wächst, muss auch nichts abbluten.«

Hinter dem klassischen Einnahmeschema der »Pille« (21 Tage Hormongabe und 7 Tage hormonfreie Placebos beziehungsweise Auslassungen), für das sich die Entwickler:innen der ersten Generation hormoneller Kontrazeptiva in den 1950er-Jahren entschieden, steckten eher soziologische und kulturelle als biologische Überlegungen[246, 247]. Es ging ihnen nach eigenen Angaben darum, mit dem bewusst gewählten 28-tägigen Einnahmemodus den natürlichen weiblichen Zyklus nachzuahmen. Dies vor allem, damit die Kontrazeptiva auch vom damaligen Oberhaupt der katholischen Kirche, Papst Pius XII., akzeptiert würden.

Das ist insofern interessant, als dass die Mehrheit der Frauen über alle Altersgruppen und verschiedene Kulturkreise hinweg weniger Monatsblutungen bevorzugen oder sogar ganz darauf verzichten würde, vorausgesetzt, der Verzicht brächte keine gesundheitlichen Nachteile mit sich. Ich habe in meiner Praxis auch immer wieder Frauen, die beispielsweise bei einem längeren Aufenthalt im Ausland, sei er privat oder beruflich bedingt, die »Pille« im Langzeitmodus einnehmen möchten.

Nicht vergessen sollten wir zudem, dass Frauen heute

- älter als ihre Vorfahrinnen werden. Im Römischen Reich lag die Lebenserwartung bei 25 Jahren, im Mittelalter bei 33 Jahren – wobei dies Durchschnittswerte sind, es gab durchaus Menschen, die doppelt so alt und älter wurden. Heute dagegen werden wir im Schnitt knapp 80[248].

- ihre erste Regelblutung früher bekommen als ihre Vorfahrinnen. Im Mittelalter hatten Mädchen ihre erste Regelblutung mit 9 bis 16 Jahren, heute bekommen sie sie mit 9 bis 12 Jahren.
- ihre Kinder später bekommen als ihre Vorfahrinnen. In der Bronzezeit wurden die Frauen mit 15 und 16 zum ersten Mal Mutter, in der späten Eisenzeit waren sie um die 20[249]. Im Mittelalter bekamen die Frauen ihr erstes Kind mit 16 bis 20. Heute liegt das Durchschnittsalter der Erstgebärenden in Deutschland, Österreich und der Schweiz zwischen 30 und 32.
- weniger Kinder bekommen als ihre Vorfahrinnen[250]. Bäuerinnen im Mittelalter wurden im Schnitt fünf- bis sechsmal Mutter, im späten Mittelalter und in der beginnenden Neuzeit vor dem 17. Jahrhundert sogar bis zu zwanzigmal[250]. Heute bekommen Frauen in Deutschland, Österreich und der Schweiz durchschnittlich weniger als anderthalb Kinder – Tendenz sinkend[251].
- ihre Kinder nicht mehr so häufig und nicht mehr so lange stillen wie ihre Vorfahrinnen[252].

Diese Fakten tragen allesamt dazu bei, dass Frauen heute mehr Regelblutungen erleben als je zuvor. Das ist eine enorme Leistung, die der weibliche Körper vollbringt – die ihn zugleich aber auch herausfordert[245]. Ein dank der Einnahme hormoneller Verhütungsmittel selteneres Menstruieren kann die Belastung der Frau mindern: Sie verliert insgesamt weniger Blut, sodass das Risiko für Eisenmangel und Blutarmut sinkt. Zugleich entfallen mit der Blutung auch die typischen Regelbeschwerden. PMS- und PMDS-Beschwerden lassen nach.

Die durchgehende Einnahme von hormonellen Verhütungsmitteln ist durchaus auch prophylaktisch sinnvoll, denn sie senkt das Risiko für andere Erkrankungen wie Zysten an den Eierstöcken, Wucherungen der Gebärmutterschleimhaut und Eierstockkrebs[247, 253]. Und selbstverständlich bedeuten seltenere Blutungen für die Frauen auch einen Gewinn an persönlicher Freiheit.

6. Kann eine »Pille« die PMDS-Symptomatik verschlimmern?

Mit Beginn der Einnahme einer »Pille«, insbesondere bei einer Ersteinnahme, kann es zu Beschwerden kommen, die jedoch meist leicht und vorübergehend sind, zum Beispiel Unwohlsein, Kopfweh, Brustspannen und Zwischenblutungen[214]. Das sind ähnliche Symptome wie die einer PMDS – der Eindruck, dass die »Pille« die Erkrankung verschlimmert, kommt da schon mal auf. Das sollte jedoch keine Frau von der Einnahme der »Pille« abschrecken und schon gar nicht zu einem vorzeitigen Abbruch der Therapie in Eigenregie führen. Sobald einer Frau etwas Sorgen bereitet, sollte sie sich auf ihr Bauchgefühl verlassen und ihre Fachärztin oder ihren Facharzt um Abklärung bitten.

7. Kann ich PMDS auch ohne Periode oder ohne Gebärmutter haben?

Ja, auch Frauen ohne monatliche Regelblutung und sogar ohne Gebärmutter können an einer PMDS leiden. Solange die Eierstöcke funktionieren, werden von ihnen Hormone produziert, die einen Zyklus bewirken – auch wenn dieser aus Gründen ohne Blutung verläuft und damit nicht mehr offensichtlich ist. Da es sich bei der PMDS um eine hormonelle Störung handelt, hängt sie zwar eng mit dem Zyklus zusammen, ist aber weder an die Menstruation selbst noch an die Gebärmutter gebunden.

8. Wie lange muss ich mich gedulden, bis ich nach Start der Einnahme der »Pille« eine Verbesserung von PMDS-Beschwerden verspüre?

Der Körper braucht mindestens drei Monate, bis er sich auf die Hormonzufuhr per »Pille« eingestellt hat. Wissenschaftler:innen empfehlen sogar eine bis zu sechs Monate lange Einnahme, bevor die Verträglichkeit einer »Pille« endgültig bewertet werden kann.

9. Womit muss ich während und nach einer Schwangerschaft rechnen, wenn ich die Diagnose PMS oder PMDS habe?

PMS- und PMDS-Beschwerden fallen mit der Schwangerschaft komplett weg, da der Zyklus in dieser Zeit ausfällt. Allerdings kann das »Hormonchaos nach der Geburt« ein PMS oder eine PMDS auslösen oder wiederaufleben lassen – Letzteres nicht selten in verschlimmerter Form als vor der Schwangerschaft. Umso wichtiger ist mir deshalb, meine schwangeren PMS- und PMDS-Patientinnen dahin gehend zu sensibilisieren, dass sie sich in der Zeit nach der Geburt besonders gut beobachten – und auch ihre Partner:innen und Verwandten darum bitten, da diese die ersten Anzeichen häufig eher wahrnehmen. Wer an PMS oder PMDS leidet, sollte sich für diese kritische Phase auch frühzeitig um eine psychotherapeutische Begleitung kümmern. Ich habe beispielsweise in meinem Netzwerk eine Therapeutin, die auf die Themen »Depressionen in der Schwangerschaft, nach der Geburt und in der Stillzeit« spezialisiert ist.

10. Werde ich mein PMS oder meine PMDS vererben?

Nach heutigem Kenntnisstand können sowohl ein PMS als auch eine PMDS auch genetisch bedingt sein. Deshalb ist damit zu rechnen, dass die Neigung für diese Erkrankungen vererbt werden kann. Laut der PMDS Hilfe weisen Studien mit Familien und eineiigen Zwillingen darauf hin.

11. Wo finde ich Hilfe bei PMS und PMDS?

Es gibt viele Anlaufstellen für Frauen mit PMS und PMDS. Häufig sind wir Gynäkolog:innen die erste Adresse, da die PMDS als gynäkologische Erkrankung definiert ist. Um Rat suchende Frauen sollten vorab unbedingt recherchieren, ob die Mediziner:innen eine Expertise für PMS und PMDS besitzen. Die Internetseite der unabhängigen Infoplattform PMDS Hilfe e. V. (pmds-hilfe.de) listet entsprechende Arztpraxen in der D-A-CH-Region auf. Meine Patientinnen ermutige ich zudem, ihre Vorbehalte gegebenenfalls abzuschütteln und Kontakt zu einer PMDS-Selbsthilfegruppe aufzunehmen. Die erwähnte PMDS Hilfe bietet auch dazu Gelegenheit – auf der Interseite finden sich Angebote zu aktuellen PMDS-Selbsthilfe- und Supportgruppen. Die Gruppen treffen sich entweder online oder offline.

12. Ist PMDS heilbar?

Nein, noch ist PMDS nicht heilbar. Es gibt nach aktuellem Kenntnisstand auch noch keine Standardtherapie, da sich die PMDS sehr vielschichtig und individuell zeigt. Erschwerend für eine Standardlösung kommt hinzu, dass sich die PMDS-Symptome im Laufe der Jahre verändern können.

Mit den in diesem Buch zusammengetragenen Therapieansätzen lässt sich jedoch viel bewirken: Ich beobachte in meiner Praxis, dass es sich lohnt, an den von mir hier aufgeführten und sehr unterschiedlichen Stellschrauben zu drehen. Die Zyklen mit PMDS werden damit für die betroffenen Frauen oft erträglicher. Deshalb war es mir auch so wichtig, dieses Buch zu schreiben: Ich möchte mehr Frauen mit PMS und PMDS erreichen und ihnen einen praktischen Ratgeber an die Hand geben, um das Beste aus der Situation machen zu können.

13. Stimmt es, dass der Menstruationszyklus auch die Herzgesundheit beeinflusst – und was bedeutet das für mich als PMS- und PMDS-Patientin?

Der weibliche Zyklus ist ein komplexer Vorgang, der unter anderem auch Einfluss auf die Herzgesundheit nimmt. Der Sympathikus sorgt für mehr Herzschläge pro Minute und stärkt die Kontraktion des Herzmuskels. Als sein Gegenspieler verlangsamt der Parasympathikus die Herzfrequenz. Diese nicht willentlich gesteuerten Automatismen werden auch unter dem Begriff »autonome Herzregulation« zusammengefasst. Zyklusbedingte Hormonschwankungen beeinflussen, wie das autonome Nervensystem die Herzfrequenz und die Kontraktion des Herzmuskels automatisch steuert. In ersten Studien konnte bereits nachgewiesen werden, dass Frauen, die an einem PMS oder einer PMDS leiden, im weiteren Lebensverlauf häufiger an Herzrhythmusstörungen, Schlaganfällen oder anderen Herz-Kreislauf-Problemen erkranken. Das Risiko dafür ist bei den Frauen besonders hoch, die bereits vor dem 25. Lebensjahr eine PMS- oder PMDS-Diagnose erhalten.[254] Diese Feststellung ist insofern wichtig, als dass sie für mich ganz klar dafürspricht, dass diese Patientinnen sich auch bei Fachärztinnen und Fachärzten für Herzgesundheit vorstellen. Herz-Kreislauf-Erkrankungen sollte niemand auf die leichte Schulter nehmen, immerhin sind sie die häufigste Todesursache.[255]

Deshalb rate ich Betroffenen, sich bei Kardiolog:innen vorzustellen und ihre Herzgesundheit regelmäßig checken zu lassen. Meine Erfahrung: Die Kolleg:innen aus der Kardiologie sind Vorreiter:innen, was geschlechtsspezifische Medizin angeht, sie haben ein offeneres Ohr für diese Zusammenhänge.

14. Wie bereite ich mich am besten auf einen Besuch bei PMDS-Spezialist:innen vor?

Ich erlebe immer wieder, dass PMDS-Patientinnen bei ihrem ersten Besuch bei mir total unvorbereitet sind. Sie erzählen mir beispielsweise, dass sie »schon tausend Sachen probiert« hätten, können mir auf meine Nachfrage aber nicht sagen, welches Mittel sie in welcher Dosis und wie lange geschluckt haben. Deshalb rate ich dringend dazu:

1. Protokollieren Sie Ihren Zyklus mit PMDS über drei bis sechs Monate und bringen Sie das Protokoll mit.
2. Dokumentieren Sie sämtliche Therapien und deren Wirkung und bringen Sie die Aufzeichnungen mit.
3. Werden Sie sich über Ihre Erwartungen klar, schreiben Sie diese auf und bringen Sie sie mit.
4. Sie haben konkrete Fragen? Dann schreiben Sie auch diese auf und stellen Sie sie.
5. Stecken Sie Stift und Papier ein, um sich während des Gesprächs Notizen machen zu können.

15. Gibt es eine Möglichkeit, mein persönliches Risiko für das Auftreten einer VTE bei Einnahme hormoneller Präparate bereits im Vorfeld abzuschätzen?

Ja, es gibt eine Reihe von Untersuchungen, der frau sich im Vorfeld unterziehen kann, vorausgesetzt, aus einer sorgfältig gemachten Anamnese ergibt sich ein begründeter Verdacht für ein solches Risiko. Bei einem begründeten Verdacht bieten sich Laboruntersuchungen wie Thrombophilie-Tests, also das Bestimmen der individuellen APC-Resistenz, der Protein-C- und Protein-S-Aktivität, des Antithrombins, der

Lupus-Antikoagulantien und der Phospholipid-Antikörper, an. Auch genetische Untersuchungen, darunter die, ob eine Faktor-V-Mutation vorliegt, sind angebracht, wenn der Verdacht auf ein VTE-Risiko berechtigt ist.

Um auf Nummer sicher zu gehen, verlange ich von meinen Patientinnen, bei denen es um die Einnahme einer »Pille« geht, auch einen Nachweis über ihre Blutgerinnungsneigung (APC-Resistenz). Denn bei einer erhöhten APC-Resistenz steigt das Risiko für eine Thrombose, da die APC-Resistenz dazu führt, dass der Gerinnungsfaktor V weniger empfindlich auf die Wirkung von aktiviertem Protein C (APC) reagiert, das normalerweise die Blutgerinnung hemmt.

PMS und PMDS to go – die wichtigsten 60 Begriffe auf einen Blick

»Noch ist das Wissen zur gynäkologischen Erkrankung PMDS nicht sehr weit verbreitet – weder unter Laien noch unter Mediziner:innen. Deshalb sollten Betroffene ihre Hausaufgaben machen und sich bestmöglich auf die Besuche bei den Ärztinnen und Ärzten vorbereiten. Um sich in den Praxen unmissverständlich zu erklären, sollten die Frauen die wichtigsten Begriffe zu ihrer Erkrankung kennen.«

Dr. med. Jael Bosman

1. ADHS

Das Akronym ADHS steht für die Aufmerksamkeitsdefizit-/Hyperaktivitätsstörung. Das ist eine Verhaltensstörung, die mit Auffälligkeiten in den folgenden drei Kernbereichen einhergeht:

- starke Aufmerksamkeits- und Konzentrationsstörungen,
- starke Impulsivität und
- ausgeprägte körperliche Unruhe (Hyperaktivität).

Frauen mit ADHS sollten wissen, dass es einen Zusammenhang zwischen ADHS einerseits und →PMS beziehungsweise →PMDS gibt (siehe dazu auch meine Antwort auf Frage 1 im Kapitel »15 Fragen an Dr. Jael Bosman«).

2. Allopregnanolon (ALLO)

Das Hormon Allopregnanolon wirkt neuroaktiv (neurosteroid), da es die →Nervenzellen (→Neuronen) im Gehirn beeinflusst. Es wirkt unter anderem antidepressiv[256], beruhigend, angstlösend und schlafanstoßend.[49] Es gibt Hinweise darauf, dass ein ALLO-Mangel →PMS- beziehungsweise →PMDS-Beschwerden verursachen kann. Bei Frauen, die akut mit ALLO behandelt wurden, minderten sich zum Beispiel →Depressionen. Allerdings zeigten Frauen, die dauerhaft ALLO bekamen, angstähnliche Reaktionen.

3. Antibabypille (→Verhütungsmittel)

4. Antidepressivum

Ein Antidepressivum ist ein Medikament, das die Psyche beeinflusst. Es wird auch Psychopharmakon genannt und kommt vor allem zum Behandeln von →Depressionen zum Einsatz. Antidepressiva (Psychopharmaka) beeinflussen das Gleichgewicht bestimmter →Botenstoffe im Gehirn, sodass sich die Stimmung aufhellt und der innere Antrieb normalisiert. Wichtig: Antidepressiva bewirken weder eine künstliche Stimmungsaufhellung, noch machen sie abhängig.

5. BDNF (Brain-Derived Neurotrophic Factor)

BDNF ist ein Eiweiß (Protein) und Wachstumsfaktor. Er dient dem Überleben, Entwickeln und Funktionieren von →Nervenzellen (→Neuronen) im Gehirn. BDNF spielt zudem eine Schlüsselrolle beim Lernen und für das Gedächtnis. Denn BDNF nimmt Einfluss auf die Bildung und Stärkung von Verbindungen (Synapsen) zwischen den →Neuronen. →Depressionen werden in Verbindung mit einem Mangel an BDNF im Gehirn gebracht. Gut zu wissen: Bewegung, →Antidepressiva und Nährstoffe wie Omega-3-Fettsäuren können den BDNF-Spiegel erhöhen, während andauernder (chronischer) Stress ihn senkt.

6. Botenstoff (→Nervenbotenstoff)

7. Cortisol

Cortisol gilt als ein körpereigenes »Stresshormon«. Es wird in den Nebennieren produziert und ist wichtig für einen gesunden Stoffwechsel, ein gesundes Immunsystem und eine gesunde Reaktion auf Stress. Cortisol unterstützt den Körper dabei, den Blutzuckerspiegel und Blutdruck zu erhöhen, um Energie für Herausforderungen zur Verfügung zu stellen. Aber: Gleichwohl Cortisol überlebenswichtig ist, kann ein dauerhaft (zu) hoher Spiegel an Cortisol den Hormonhaushalt stören und damit auch zu Zyklusstörungen führen.

8. Depression

Das ist eine psychische Erkrankung, die mit anhaltender Traurigkeit, Niedergeschlagenheit, Freudlosigkeit, fehlendem Interesse an Aktivitäten, Antriebslosigkeit und Energiemangel einhergeht. Diese Anzeichen halten sich typischerweise über mindestens zwei Wochen und beeinträchtigen den Alltag der Betroffenen erheblich. Hinzu kommen körperliche Symptome wie Schlaf- und Appetitstörungen sowie Erschöpfung.

9. DSM-5

Mit »DSM-5« ist das »Handbuch zur Klassifikation psychischer Störungen« (»Diagnostic and Statistical Manual of Mental Disorders«) in der fünften Auflage gemeint, das die US-amerikanische Psychiatrische Gesellschaft (APA) herausgibt. Das DSM-5 hilft Psychiater:innen und Psycholog:innen weltweit, psychische Erkrankungen diagnostisch einzuordnen und zu beschreiben. Das Standardwerk enthält Kriterien zur Diagnose und Anleitungen zur Behandlung psychischer Störungen. Es beschreibt unter anderem auch die psychischen Beschwerden, die eine →PMDS mit sich bringen kann, sehr anschaulich.

10. Eisprung (Ovulation)
Der Eisprung ist der Moment im weiblichen →Menstruationszyklus, in dem ein Eierstock eine reife Eizelle freisetzt. Der Eisprung findet etwa in der Mitte des →Zyklus statt und wird von Hormonveränderungen ausgelöst.

11. Endokrinologie, endokrinologisch
Die Endokrinologie ist der Teilbereich der Medizin, der sich mit Hormonen, Stoffwechsel und dem endokrinen System beschäftigt. Endokrin meint das Ausschütten eines Stoffes, beispielsweise eines Hormons, in den Körperkreislauf.

12. Estradiol (→Geschlechtshormone)

13. Follikelphase (→Zyklusphasen)

14. Follikelstimulierendes Hormon (FSH, →Geschlechtshormon)

15. GABA-Rezeptor
Der GABA-Rezeptor ist ein Protein in der Membran von →Nervenzellen (Neuronen), an das der →Neurotransmitter GABA (Gamma-Aminobuttersäure) bindet, um eine hemmende Wirkung auf die Nervenzellen auszuüben. GABA-Rezeptoren sind wichtig für das Regulieren der neuronalen Aktivität.

16. Gelbkörperphase (→Zyklusphasen)

17. Geschlechtshormone
Das sind körpereigene →Botenstoffe, die für die Entwicklung

und Funktion der Geschlechtsmerkmale und die Fortpflanzung verantwortlich sind. Geschlechtshormone steuern beispielsweise die körperliche Veränderung in der Pubertät und den weiblichen Zyklus. Wichtige Geschlechtshormone sind die →Östrogene (beispielsweise →Estradiol) und die →Gestagene (beispielsweise →Progesteron) sowie FSH und LH.

18. Gestagen (→Geschlechtshormon)

19. Glückshormon (→Serotonin)

20. GnRH-Agonisten (GnRH-Analoga)

GnRH-Agonisten steht für Gonadotropin-Releasing-Hormon-Agonisten. Das sind synthetische Arzneimittel, die dem körpereigenen GnRH ähneln. Bei steter Anwendung binden sie an die GnRH-Rezeptoren in der Hirnanhangdrüse und unterdrücken das Freisetzen von →Geschlechtshormonen wie →Östrogen. Auf diese Weise lässt sich der weibliche →Zyklus steuern. Bei ganz schweren Verläufen einer →PMDS ist die Gabe von GnRH-Agonisten eine Möglichkeit der Therapie, um den →Zyklus und damit die ihn begleitenden →PMDS-Beschwerden zeitweise zu unterdrücken.

21. Histamin

Das ist ein →Botenstoff (sogenanntes Gewebshormon), der unter anderem an allergischen Reaktionen, der Regulation des Schlaf-Wach-Rhythmus und der Verdauung mitwirkt. Der Körper bildet Histamin aus der Aminosäure Histidin. Histamin steckt zudem in vielen Lebensmitteln, insbesondere in fermentierten. Bei einer Überempfindlichkeit (Histaminintoleranz) kann Histamin zu →PMDS-Beschwerden führen.

22. Hormonersatztherapie

Bei einer Hormonersatztherapie (HET) ersetzt man Hormone, die dem Körper ganz oder teilweise fehlen. Die HET hat sich bei Frauen in den →Wechseljahren zur Linderung der typischen Wechseljahresbeschwerden bewährt. Dabei kommen synthetisches oder natürliches (bioidentes) →Östrogen und →Gestagen zum Einsatz. Die Hormone können in verschiedenen Formen wie Tabletten, Pflastern oder Gels verabreicht werden.

23. ICD-11

Die ICD-11, die im Januar des Jahres 2022 in Kraft trat, ist die 11. Fassung der »Internationalen statistischen Klassifikation der Krankheiten und verwandter Gesundheitsprobleme« (»International Statistical Classification of Diseases and Related Health Problems«, Kurzform: »International Classification of Diseases«) der Weltgesundheitsorganisation (WHO). Das weltweit einheitliche System dient der Verschlüsselung und Standardisierung von Krankheitsdiagnosen und anderen Gesundheitsproblemen. In der ICD-11 ist die →PMDS erstmals als gynäkologische Erkrankung klassifiziert. In der ärztlichen Praxis ist die ICD-11 allerdings noch nicht komplett angekommen.

24. ICD-Code, ICD-Codierung

Der →ICD-Code ist der sogenannte Operationen- und Prozedurenschlüssel (OPS), mit dem jede Krankheit und jedes Gesundheitsproblem in der →ICD (momentan 11. Fassung) eindeutig klassifiziert wird. Er findet sich in sogenannten Arztbriefen und anderen medizinischen Dokumenten. Das →PMS hat den ICD-Code: N94.3[21], die →PMDS den ICD-Code: GA34.41.

25. Kontrazeptivum (→Verhütungsmittel)

26. Lutealphase (→Zyklusphasen)

27. Luteotropes Hormon (LH, →Geschlechtshormone)

28. Menarche (→Menstruation)

29. Menopause (→Wechseljahre)

30. Menstruation

Menstruation (auch: Mens, Monatsblutung, Periode, Regelblutung, Regel, Tage) wird die periodische Blutung aus der Gebärmutter genannt, bei der die Gebärmutterschleimhaut abgelöst wird, da während des vorangegangenen →Zyklus keine Schwangerschaft eingetreten ist. Dieser natürliche Vorgang ist Teil des weiblichen Zyklus und wird von Hormonen gesteuert. Die Blutung ist ein Zeichen dafür, dass ein monatlicher Zyklus endet und ein neuer beginnt. Der erste Blutungstag ist Tag 1 eines neuen Monatszyklus. Die erste Menstruation im Leben einer Menstruierenden wird Menarche genannt.

31. Menstruationsphase (→Zyklusphasen)

32. Monatsblutung (→Menstruation)

33. Nervenbotenstoff

Nervenbotenstoffe sind biochemische Stoffe wie Serotonin (auch »Glückshormon« genannt), die bestimmte Reize von einer →Nervenzelle (→Neuron) zu einer anderen Nervenzelle oder Zelle weitergeben, verstärken oder modulieren.

34. Nervenzelle

Eine Nervenzelle ist eine hoch spezialisierte Zelle des Nervensystems (NS), die die elektrischen und chemischen Signale empfängt, weiterleitet und verarbeitet, um Informationen auszutauschen und Körperfunktionen möglich zu machen, darunter Bewegen, Denken und Wahrnehmen. Die Nervenzelle wird auch Neuron genannt. Als grundlegende Einheit des Nervensystems besteht sie aus einem Zellkörper (sogenanntes Soma), Dendriten, die Signale empfangen, und einem Axon, das die Impulse weiterleitet.

35. neuroendokrin, neuroendokrinologisch

Das Attribut neuroendokrin beschreibt das Zusammenspiel zwischen dem Nervensystem und dem Hormonsystem (endokrinen System).

36. Neuron (→Nervenzelle)

37. Östrogen (→Geschlechtshormone)

38. Ovulation (→Eisprung)

39. Perimenopause (→Wechseljahre)

40. Phytotherapie

Unter dem Begriff Phytotherapie versteht man das Heilen, Lindern und Vorbeugen von Krankheiten und Beschwerden mit Arzneipflanzen, deren Teilen (Blüten, Wurzeln, Blätter) oder Bestandteilen (ätherische Öle) sowie mit Zubereitungen aus Arzneipflanzen (Trockenextrakte, Tinkturen, Presssäfte). Diese Mittel aus Arzneipflanzen heißen Phytopharmaka.

41. Pille (→Verhütungsmittel)

42. PMDS

Das Akronym PMDS steht für den Ausdruck »Prämenstruelle dysphorische Störung«. Das ist die schwer(st)e Form des prämenstruellen Syndroms (→PMS), die vor allem starke psychische und teils auch körperliche Beschwerden verursacht – typischerweise an den Tagen vor der →Menstruation. Die →PMDS-Beschwerden können den Alltag der Betroffenen arg beeinträchtigen. Die PMDS ist gemäß →ICD-11 eine gynäkologische Erkrankung.

43. PMDS-Beschwerden

Typische Symptome einer →PMDS sind depressive Verstimmungen, →Depressionen, Ängstlichkeit, Reizbarkeit, Aggressionen, Stimmungsschwankungen und Konzentrationsschwierigkeiten, oft verbunden mit körperlichen Beschwerden wie Kopfschmerzen oder Brustspannen.

44. PME

Das Akronym PME steht für den Ausdruck »Prämenstruelle Exazerbation«. Dieser meint die Verschlimmerung einer bereits bestehenden psychischen Erkrankung (→Depression oder Angststörung) während der zweiten Zyklushälfte, also in der Zeit vor der →Menstruation (prämenstruell). Während ein →PMS vor allem körperliche Beschwerden und eine →PMDS vor allem psychische Beschwerden macht, ist die PME eine verstärkte Reaktion des Gehirns auf die hormonellen Veränderungen des weiblichen Zyklus, die zu einer spürbaren Verschlechterung der Symptome einer psychischen Erkrankung führt.

45. PMS

Hinter dem Akronym PMS steckt das »Prämenstruelle Syndrom«. Das meint vor allem körperliche und teils auch psychische →PMS-Beschwerden, die Menstruierende einige Tage vor ihrer →Menstruationsblutung spüren und die nach Einsetzen derselben wieder abklingen. Die schwerste Form eines PMS ist die →PMDS.

46. PMS-Beschwerden

Typischerweise zeigt sich ein →PMS mit Reizbarkeit, Angst, Traurigkeit, Kopfschmerzen und Wassereinlagerungen.

47. Postmenopause (→Wechseljahre)

48. Prämenopause (→Wechseljahre)

49. Progesteron (→Gestagen)

50. Proliferationsphase (→Zyklusphasen)

51. Regelblutung (→Menstruation)

52. Serotonin (→Nervenbotenstoff)

53. Sexualhormone (→Geschlechtshormone)

54. Transmitter (→Neurotransmitter)

55. Verhütungsmittel

Unter dem Begriff werden Mittel oder Methoden zur Empfängnisverhütung zusammengefasst, um eine Schwangerschaft zu verhindern. Solche Verhütungsmittel wirken auf unterschiedliche Weisen. Hormonelle Verhütungsmittel wie die →»Antibabypille« mit den Hormonen →Östrogen und →Gestagen greifen in den zyklisch schwankenden Hormonhaushalt ein und unterdrücken den →Eisprung. Dank der »Glättung« der Hormonlevel wirkt die »Antibabypille« auch gegen zyklische Beschwerden, wie sie mit einem →PMS oder einer →PMDS einhergehen. Deshalb ist die Einnahme einer »Pille« eine bewährte Therapie bei →PMDS.

56. Wechseljahre

Mit dem Begriff »Wechseljahre« (auch: Wechsel) ist die natürliche, hormonelle Umstellung im Leben einer Frau gemeint, die mit dem Ende der Fruchtbarkeit einhergeht und der Frau oft körperliche und psychische Symptome wie Hitzewallungen oder Stimmungsschwankungen beschert. Dieser Übergang dauert mehrere Jahre, beginnt meist um das 40. Lebensjahr mit der →Prämenopause, geht dann in die →Perimenopause über und gipfelt in der →Menopause, dem Zeitpunkt, an dem die letzte →Regelblutung ein Jahr zurückliegt. Anschließend folgt die →Postmenopause. Der Fachbegriff für die Wechseljahre ist Klimakterium. Die Wechseljahre können ein →PMS oder eine →PMDS auslösen, verstärken oder mildern.

57. Zyklus

Mit dem von den →Geschlechtshormonen gesteuerten weiblichen Zyklus wird der Körper einer Menstruierenden allmonatlich wiederkehrend auf den möglichen Eintritt einer Schwangerschaft vorbereitet. Der Zyklus beginnt am ersten Tag einer →Menstruationsblutung und dauert durchschnittlich 26 bis 30 Tage, wobei die Dauer von Frau zu Frau variiert. Der Zyklus umfasst die Reifung einer Eizelle, den Aufbau der Gebärmutterschleimhaut und, falls keine Schwangerschaft eintritt, das Abstoßen der Schleimhaut mit der →Menstruation.

58. Zykluskalender (→Zyklustracking)

59. Zyklusphasen

Der weibliche →Zyklus gliedert sich in vier Hauptphasen: Menstruationsphase (Blutung), Follikelphase (Follikelreifung, Proliferationsphase), Ovulationsphase (→Eisprung) und Lutealphase (Vorbereitung auf eine Schwangerschaft). Findet keine Befruchtung statt, wird die Gebärmutterschleimhaut abgestoßen, und der Zyklus beginnt mit der nächsten →Regelblutung von vorn.

60. Zyklustracking

Beim Zyklustracking beobachtet und dokumentiert die Menstruierende ihren →Zyklus in einem →Zykluskalender, um ihren Körper und dessen Abläufe besser zu verstehen. Dabei werden beispielsweise die Menstruationsphase, der →Eisprung und →PMS-Beschwerden beziehungsweise →PMDS-Beschwerden notiert. Dies kann helfen, die fruchtbaren Tage zu bestimmen, das Wohlbefinden zu verbessern und gemeinsam mit den Frauenärzt:innen Zyklusstörungen, ein →PMS oder eine →PMDS zu erkennen und zu behandeln.

Danksagung

Danke, meine lieben Patientinnen, dass Sie sich vertrauensvoll an mich wenden und mit Ihren PMS- und PMDS-Erfahrungen direkt und indirekt auch zu diesem Buch beigetragen haben.

Danke, meine liebe Freundin Dani, für deinen beherzten Stupser, der mich vor acht Jahren dazu bewegte, mein bis dahin gänzlich unbekanntes Herzensthema in die Öffentlichkeit zu tragen! Das war der Anstoß für alles, was folgte!

Danke, meine liebe Assistentin und treue Freundin Birgit – fürs unermüdliche An-meiner-Seite-Arbeiten und Mir-den Rücken-Freihalten!

Danke, mein lieber Trainer Alex – die Stunden mit dir auf dem Tennisplatz waren ein wichtiger Ausgleich für mich, um zwischen Ordination und Buchschreiben immer wieder den Kopf freizubekommen.

Mein besonderer Dank gilt Priv.-Doz.^{in} Dr.^{in} med. univ. Dr.^{in} scient. med. Lucie Bartova, die das Buch mit ihrem praktischen Wissen zur psychologischen Behandlung von PMS und PMDS bereichert hat.

Danke, meine liebe Mitautorin Doreen, fürs Erkennen dieser großartigen Chance und fürs entschlossene Zugreifen, um mein Herzensthema jeder Frau als Buch in die Hand zu drücken.

Anmerkungen

1 Österreichisches Bundesministerium Soziales, Gesundheit, Pflege und Konsumentenschutz: »Menstruationsgesundheitsbericht«, https://broschuerenservice.sozialministerium.at/Home/Download?publicationId=803&attachmentName=Menstruationsgesundheitsbericht_2024.pdf (abgerufen am 21.11.2025)

2 Deutsches Ärzteblatt (26.09.2024): »Zwei Drittel der Frauen leiden unter Regelschmerzen«, https://www.aerzteblatt.de/news/zwei-drittel-der-frauen-leiden-unter-regelschmerzen-48dae634-d2ff-48ac-973e-020199b6d543 (abgerufen am 21.11.2025)

3 Plan International Deutschland e.V. (2022): »Menstruation im Fokus. Erfahrungen von Mädchen und Frauen in Deutschland und weltweit«, https://www.plan.de/fileadmin/website/04._Aktuelles/Kampagnen_und_Aktionen/Menstruationsumfrage/Plan-Umfrage_Menstruation-A4-2022_final.pdf (abgerufen am 21.11.2025)

4 J. Alder und C. Urech (2014): »Psychotherapie in der Frauenheilkunde«, Hogrefe Verlag, Göttingen.

5 V. Dorsch (2018): »Die prämenstruellen Syndrome PMS und PMDS: Prämenstruelle Dysphorische Störung – Mythos oder behandlungsbedürftige Störung«, Der Gynäkologe, 51, S. 110–116.

6 G. F. Mattina und M. Steiner (2020): »Premenstrual dysphoric disorder«, Women's Mental Health, S. 73–93, https://link.springer.com/chapter/10.1007/978-3-030-29081-8_7

7 Neurologen und Psychiater im Netz (23.05.2023): »Neurologische Ursache für die prämenstruelle dysphorische Störung (PMDS) entdeckt«, https://www.neurologen-und-psychiater-im-netz.org/neurologie/ratgeber-archiv/artikel/neurologische-ursache-fuer-die-praemenstruelle-dysphorische-stoerung-pmds-entdeckt/ (abgerufen am 21.11.2025)

8 Deutsches Bundesinstitut für Arzneimittel und Medizinprodukte (2025): »ICD-11 in Deutsch – Entwurfsfassung«, https://www.bfarm.de/DE/Kodiersysteme/Klassifikationen/ICD/ICD-11/uebersetzung/_node.html (abgerufen am 21.11.2025)

9 Lecturio: »Menstruationszyklus«, https://www.lecturio.de/artikel/medizin/menstruationszyklus/ (abgerufen am 21.11.2025)

10 Frauenärzte im Netz (09.07.2018): »Weiblicher Zyklus – wann sind die fruchtbaren Tage?«, https://www.frauenaerzte-im-netz.de/familienplanung-verhuetung/natuerliche-familienplanung/weiblicher-zyklus-wann-sind-die-fruchtbaren-tage/ (abgerufen am 21.11.2025)

11 Max-Planck-Gesellschaft (13.10.2023): »Der hormonelle Zyklus des Gehirns«, https://www.mpg.de/20962828/1013-nepf-der-hormonelle-zyklus-des-gehirns-149575-x (abgerufen am 21.11.2025)

12 Daniela D. Avila-Varela u. a.: »Whole-brain dynamics across the menstrual cycle: the role of hormonal fluctuations and age in healthy women«, npj Women's Health 2, 8 (2024), https://www.nature.com/articles/s44294-024-00012-4 (abgerufen am 21.11.2025)

13 Marianna Liparoti u. a.: »Brain flexibility increases during the peri-ovulatory phase as compared to early follicular phase of the menstrual cycle«, Scientific Reports 14, 1976 (23.01.2024), https://www.nature.com/articles/s41598-023-49588-y?fromPaywallRec=false (abgerufen am 21.11.2025)

14 Esther K. Diekhof und Melanie Ratnayake: »Menstrual cycle phase modulates reward sensitivity and performance monitoring in young women: Preliminary fMRI evidence«, Neuropsychologia 84, (April 2016), Seiten 70–80, https://doi.org/10.1016/j.neuropsychologia.2015.10.016 (abgerufen am 21.11.2025)

15 Max-Planck-Gesellschaft (06.03.2025): »Der Herzschlag einer Frau verändert sich während ihres Menstruationszyklus«, https://www.mpg.de/24309635/0306-nepf-wie-der-menstruationszyklus-die-gesundheit-von-herz-und-gehirn-beeinflusst-149575-x (abgerufen am 21.11.2025)

16 Jelina Prinsen u. a.: »The monthly rhythm of the brain-heart connection«, Science Advances 11, 10 (05.03.2025), https://www.science.org/doi/10.1126/sciadv.adt1243 (abgerufen am 21.11.2025)

17 Jonathan R. Bull u. a.: »Real-world menstrual cycle characteristics of more than 600,000 menstrual cycles«, npj Digital Medicine 2, 83 (27.08.2019), https://www.nature.com/articles/s41746-019-0152-7 (abgerufen am 21.11.2025)

18 Universität Augsburg: »Bio-Psycho-Soziales Krankheitsmodell«, https://www.uni-augsburg.de/de/fakultaet/med/profs/medpsych/schwerpunkte-lehre/bps/ (abgerufen am 21.11.2025)

19 Deutscher Ärztinnenbund e. V. (08.08.2006): »Frauen leiden anders«, https://www.aerztinnenbund.de/Frauen_leiden_anders.683.0.2.html (abgerufen am 21.11.2025)

20 Mark. E. Schoep u. a.: »Productivity loss due to menstruation-related symptoms: a nationwide cross-sectional survey among 32748 women«, BMJ Open 2019;9:e026186, https://bmjopen.bmj.com/content/9/6/e026186 (abgerufen am 21.11.2025)

21 https://www.icd-code.de/icd/code/N94.-.html (abgerufen am 21.11.2025)

22 M. Steiner: »Premenstrual syndrome and premenstrual dysphoric disorder: guidelines for management«, Journal of Psychiatry and Neuroscience, 25 (5) 11/2000, Seiten 459–469, https://pmc.ncbi.nlm.nih.gov/articles/PMC1408015/ (abgerufen am 21.11.2025)

23 PMDS Hilfe e. V.: »Was ist die PMDS?«, https://pmds-hilfe.de/wasistpmds/ (abgerufen am 21.11.2025)

24 Ärzteblatt (16.05.2025): »Immer weniger junge Frauen verhüten mit Antibabypille«, https://www.aerzteblatt.de/news/immer-weniger-junge-frauen-verhuten-mit-antibabypille-b2e106e8-0640-40ba-84fe-d816a491736c (abgerufen am 21.11.2025)

25 Österreichischer Verhütungsreport 2019, https://verhuetungsreport.at/2019 (abgerufen am 21.11.2025)

26 Louise Newson (02.03.2025): »PMS, PMDD and Menopause«, https://www.drlouisenewson.co.uk/knowledge/pms-pmdd-and-menopause (abgerufen am 21.11.2025)

27 Nicole Döring u. a.: »Der aktuelle Forschungsstand zur Menstruationsgesundheit: Überblick über 20 bio-psycho-soziale Aspekte«, Menstruationsgesundheit (30.07.2024), 37, Seiten 151–166, https://www.thieme-connect.com/products/ejournals/pdf/10.1055/a-2343-4279.pdf (abgerufen am 21.11.2025)

28 Jin Pyo Hong u. a.: »Prevalence, correlates, comorbidities, and suicidal tendencies of premenstrual dysphoric disorder in a nationwide sample of Korean women«, Social Psychiatry and Psychiatric Epidemiology (27.04.2012), 47, Seiten 1937–1945,

https://link.springer.com/article/10.1007/s00127-012-0509-6 (abgerufen am 21.11.2025)
29 Haohao Yan u. a.: »Suicidality in patients with premenstrual dysphoric disorder – A systematic review and meta-analysis«, Journal of Affective Disorders, (01.12.2021), 295, Seiten 339–346, https://doi.org/10.1016/j.jad.2021.08.082 (abgerufen am 21.11.2025)
30 Cynthia Neill Epperson u. a.: »Luteal-Phase Accentuation of Acoustic Startle Response in Women with Premenstrual Dysphoric Disorder«, Neuropsychopharmacology (2007), 32, Seiten 2190–2198, https://www.nature.com/articles/1301351 (abgerufen am 21.11.2025)
31 Julia Sacher u. a.: »Increase in Serotonin Transporter Binding in Patients With Premenstrual Dysphoric Disorder Across the Menstrual Cycle: A Case-Control Longitudinal Neuroreceptor Ligand Positron Emission Tomography Imaging Study«, Biological Psychiatry (15.06.2023), 93, 12, Seiten 1081–1088, https://www.biologicalpsychiatryjournal.com/article/S0006-3223(23)00005-7/abstract (abgerufen am 21.11.2025)
32 Jeffrey H. Meyer: »A Role for the Serotonin Transporter in the Largely Unknown Molecular Pathophysiology of Premenstrual Dysphoric Disorder«, Biological Psychiatry (15.06.2023), 93, 12, Seiten 1054–1055, https://pubmed.ncbi.nlm.nih.gov/37257981/ (abgerufen am 21.11.2025)
33 Reinhard Jahn (16.09.2016): »Wie Nervenzellen miteinander reden«, Max-Planck-Gesellschaft, https://www.mpg.de/synapse (abgerufen am 21.11.2025)
34 K. Schaudig und A. Schwenkhagen (2021): »Hormonsprechstunde«, Werner Harlfinger, Mainz, S. 28–43.
35 Rahila Nuriyeva und Annette Bachmann: »Prämenstruelles Syndrom (PMS) und prämenstruelle dysphorische Störung (PMDS)«, Journal für Gynäkologische Endokrinologie/Schweiz, 1, 2022, https://www.springermedizin.at/praemenstruelles-syndrom-pms-und-praemenstruelle-dysphorische-st/20212970 (abgerufen am 21.11.2025)
36 Christine Kuehner und Sibel Nayman (2021): »Premenstrual Exacerbations of Mood Disorders: Findings and Knowledge Gaps«, Current Psychiatry Reports, 23 (11, 09.10.2021), 78,

https://pubmed.ncbi.nlm.nih.gov/34626258/ (abgerufen am 21.11.2025)
37 IMD Institut für Medizinische Diagnostik Berlin-Potsdam GbR: »BDNF als Parameter für Stressbelastung und Resilienz«, https://www.imd-berlin.de/fachinformationen/diagnostikinformationen/300-399/302-bdnf-als-parameter-fuer-stressbelastung-und-resilienz (abgerufen am 21.11.2025)
38 Jessica A. Harder u. a.: »Brain-derived Neurotrophic Factor and Mood in Perimenopausal Depression«, Journal of Affective Disorders (23.12.2021), 300, Seiten: 145–149, https://pmc.ncbi.nlm.nih.gov/articles/PMC8935344/ (abgerufen am 21.11.2025)
39 Elif Oral u. a.: »Serum brain-derived neurotrophic factor differences between the luteal and follicular phases in premenstrual dysphoric disorder«, General Hospital Psychiatry (Mai-Juni 2015), 37, 3, Seiten 266–272, https://www.sciencedirect.com/science/article/abs/pii/S0163834315000420 (abgerufen am 21.11.2025)
40 Sarah A. Owens und Tory Eisenlohr-Moul: »Suicide Risk and the Menstrual Cycle: A Review of Candidate RDoC Mechanisms«, Current Psychiatry Reports (06.10.2018), 20 (11), 106, https://pmc.ncbi.nlm.nih.gov/articles/PMC6844188/ (abgerufen am 21.11.2025)
41 Yamei Huang u. a.: »Premenstrual syndrome is associated with blunted cortisol reactivity to the TSST«, Stress (2015), 18 (2), Seiten 160–168, https://pubmed.ncbi.nlm.nih.gov/25518868/ (abgerufen am 21.11.2025)
42 Theresa Beddig und Christine Kühner: »Aktuelle Aspekte zur Prämenstruellen Dysphorischen Störung – Ein Überblick«, Psychotherapie, Psychosomatik, Medizinische Psychologie (PPmP, 2017), 67 (12), Seiten 504–513, https://www.thieme-connect.com/products/ejournals/abstract/10.1055/s-0043-113816 (abgerufen am 21.11.2025)
43 Ming Cheng u. a.: »The role of the neuroinflammation and stressors in premenstrual syndrome/premenstrual dysphoric disorder: a review«, Frontiers Endocrinology (28.03.2025), 16, https://www.frontiersin.org/journals/endocrinology/articles/10.3389/fendo.2025.1561848/full (abgerufen am 21.11.2025)

44 N. Dubey u. a.: »The ESC/E(Z) complex, an effector of response to ovarian steroids, manifests an intrinsic difference in cells from women with premenstrual dysphoric disorder«, Molecular Psychiatry (01.08.2017), 22, 8, Seiten 1172–1184, https://pure.johnshopkins.edu/en/publications/the-escez-complex-an-effector-of-response-to-ovarian-steroids-man (abgerufen am 21.11.2025)
45 Shau-Ming Wei u. a.: »The role of ovarian steroids in affective disorders«, Current Opinion in Behavioral Sciences (Oktober 2018), 23, Seiten 103–122, https://www.sciencedirect.com/science/article/abs/pii/S2352154618300330 (abgerufen am 21.11.2025)
46 Genetic Engineering & Biotechnology News (GEN, 03.01.2017): »Severe PMS Linked to Gene Network Disturbance«, https://www.genengnews.com/topics/omics/severe-pms-linked-to-gene-network-disturbance/ (abgerufen am 21.11.2025)
47 S. Schweizer-Schubert u. a.: »Steroid hormone sensitivity in reproductive mood disorders: on the role of the GABAA receptor complex and stress during hormonal transitions«, Frontiers in Medicine (18.01.2021), 7, 479646, https://www.frontiersin.org/journals/medicine/articles/10.3389/fmed.2020.479646/full (abgerufen am 21.11.2025)
48 Liisa Hantsoo und C. Neill Epperson: »Premenstrual dysphoric disorder: epidemiology and treatment«, Current Psychiatry Reports (17.11.2015), 17 (11), 87, https://pubmed.ncbi.nlm.nih.gov/26377947/ (abgerufen am 21.11.2025)
49 Universität Zürich: »ALLO-Studie: Der Zusammenhang zwischen Allopregnanolon und Stimmung in der Schwangerschaft und nach der Geburt«, https://postpartale-depression.ch/de/informationen/forschung/item/universitaet-zuerich-3.html (abgerufen am 21.11.2025)
50 Liisa Hantsoo und C. Neill Epperson: »Allopregnanolone in premenstrual dysphoric disorder (PMDD): Evidence for dysregulated sensitivity to GABA-A receptor modulating neuroactive steroids across the menstrual cycle«, Neurobiological Stress (04.02.2020), 12, 100213, https://pubmed.ncbi.nlm.nih.gov/32435664/ (abgerufen am 21.11.2025)
51 Deutsches Ärzteblatt (03.01.2017): »Biologische Ursache der prämenstruellen dysphorischen Störung gefunden«, https://www.

aerzteblatt.de/news/biologische-ursache-der-praemenstruellen-dysphorischen-stoerung-gefunden-9e363de0-939a-4769-b601-81430bb87a39 (abgerufen am 21.11.2025)

52 Tory A. Eisenlohr-Moul u. a.: »Histories of abuse predict stronger within-person covariation of ovarian steroids and mood symptoms in women with menstrually related mood disorder«, Psychoneuroendocrinology (Mai 2016), 67, Seiten 142–152, https://www.sciencedirect.com/science/article/abs/pii/S0306453016300245 (abgerufen am 21.11.2025)

53 Theresa Beddig: »Stress, mood, and cortisol during daily life in women with Premenstrual Dysphoric Disorder (PMDD)«, Psychoneuroendocrinology (November 2019), 109, 104372, https://www.sciencedirect.com/science/article/abs/pii/S0306453019302100 (abgerufen am 21.11.2025)

54 Sibel Nayman u. a.: »Die Prämenstruelle Dysphorische Störung (PMDS): Eine neue Diagnose in der ICD-11«, Psychotherapeutenjournal (Februar 2022), Seiten 138–147, https://pmds-hilfe.de/wp-content/uploads/2023/08/PTJ_2002-2_Artikel-Nayman-et-al._K3.pdf (abgerufen am 21.11.2025)

55 Nicole Schuster: »PMDS: Gefühle außer Kontrolle«, Pharmazeutische Zeitung (PZ, 07.07.2015), 28, https://www.pharmazeutische-zeitung.de/ausgabe-282015/gefuehle-ausser-kontrolle/ (abgerufen am 21.11.2025)

56 American Psychiatric Association (APA): »Diagnostic and Statistical Manual of Mental Disorders (DSM-5-TR)«, https://www.psychiatry.org/psychiatrists/practice/dsm (abgerufen am 21.11.2025)

57 Ju-Yu Yen u. a.: »Association between generalized anxiety disorder and premenstrual dysphoric disorder in a diagnostic interviewing study«, International Journal of Environmental Research and Public Health (05.02.2020), 17 (3), 988, https://pubmed.ncbi.nlm.nih.gov/32033286/ (abgerufen am 21.11.2025)

58 Corey E. Pilver u. a.: »Posttraumatic stress disorder and trauma characteristics are correlates of premenstrual dysphoric disorder«, Archives of Women's Mental Health (Oktober 2011), 14 (5), Seiten 383–393, https://pubmed.ncbi.nlm.nih.gov/21786081/ (abgerufen am 21.11.2025)

59 H.-U. Wittchen u. a.: »Prevalence, incidence and stability of premenstrual dysphoric disorder in the community«, Psychological Medicine (Januar 2002), 32 (1), Seiten 119–132, https://pubmed.ncbi.nlm.nih.gov/11883723/ (abgerufen am 21.11.2025)
60 Österreichisches Hebammengremium: »Wochenbettdepression«, https://hebammen.at/eltern/wochenbett/wochenbettdepression/ (abgerufen am 21.11.2025)
61 Eszter Anna Pataky und Ulrike Ehlert: »Longitudinal assessment of symptoms of postpartum mood disorder in women with and without a history of depression«, Archives of Women's Mental Health (26.07.2019), 23, Seiten 391–399, https://doi.org/10.1007/s00737-019-00990-4 (abgerufen am 21.11.2025)
62 Deutsche Menopause Gesellschaft e. V. (dmg): »Was sind Wechseljahresbeschwerden?«, https://www.menopause-gesellschaft.de/menopause-%C3%BCbersicht (abgerufen am 21.11.2025)
63 Universitätsklinikum Tübingen (22.03.2024): »Studie untersucht den Einfluss von Östradiol auf das weibliche Gehirn«, https://www.medizin.uni-tuebingen.de/de/das-klinikum/pressemeldungen/meldung/630 (abgerufen am 21.11.2025)
64 Andrés Calle u. a.: »Severe menopausal symptoms linked to cognitive impairment: an exploratory study«, Menopause, The Journal oft he Menopause Society (November 2024), 31, 11, Seiten 959–965, https://journals.lww.com/menopausejournal/abstract/2024/11000/severe_menopausal_symptoms_linked_to_cognitive.4.aspx (abgerufen am 21.11.2025)
65 PMDS Hilfe e. V.: »PMDS/PME Spezialisten«, https://pmds-hilfe.de/spezialistenverzeichnis/ (abgerufen am 21.11.2025)
66 Gabrielle Gilmer u. a.: »Female aging: when translational models don't translate«, Nature Aging (05.12.2023), 3, Seiten 1500–1508, https://www.nature.com/articles/s43587-023-00509-8 (abgerufen am 21.11.2025)
67 Deutsches Ärzteblatt (28.05.2025): »Frauengesundheit: Zwischen wachsender Aufmerksamkeit und Nachholbedarf«, https://www.aerzteblatt.de/news/frauengesundheit-zwischen-wachsender-aufmerksamkeit-und-nachholbedarf-2e2a04db-7004-4a83-af6a-17a32a71c391 (abgerufen am 21.11.2025)
68 Wilhelm Waldeyer: »Eierstock und Ei. Ein Beitrag zur Anato-

mie und Entwicklungsgeschichte der Sexualorgane«, Verlag von Wilhelm Engelmann, Leipzig, 1870, https://archive.org/details/b21723989 (abgerufen am 21.11.2025)
69 J. G. Wenzel: »The mammalian rete ovarii: a literature review«, Cornell University College of Veterinary Medicine (Juli 1985), 75, 3, Seiten 411–425, https://pubmed.ncbi.nlm.nih.gov/4017592/ (abgerufen am 21.11.2025)
70 Dilara N. Anbarci u. a.: »Rediscovering the *rete ovarii*, a secreting auxiliary structure to the ovary«, Duke University Medival Center (19.03.2025), https://elifesciences.org/articles/96662#bib47 (abgerufen am 21.11.2025)
71 Mika Guzikevits u. a.: »Sex bias in pain management decisions«, Psychological And Cognitive Sciences (05.08.2024), 121, 33, e2401331121, https://www.pnas.org/doi/abs/10.1073/pnas.2401331121 (abgerufen am 21.11.2025)
72 World Economic Forum (17.01.2024): »Closing the Women's Health Gap: A $1 Trillion Opportunity to Improve Lives and Economies«, https://www.weforum.org/publications/closing-the-women-s-health-gap-a-1-trillion-opportunity-to-improve-lives-and-economies/ (abgerufen am 21.11.2025)
73 Lisa Lamm: »Diskriminierung von Frauen: Woher kommt das Patriarchat?«, National Geographic (19.01.2023), https://www.nationalgeographic.de/geschichte-und-kultur/2023/01/patriarchat-schwache-geschlecht-kulturelle-erfindung-frau-mann-gleichberechtigung (abgerufen am 21.11.2025)
74 Selena Grundner: »Menstruationszyklus. Bewusste Wahrnehmung und Kommunikation«, Masterarbeit zur Erlangung des akademischen Grades eines Master of Science (MSc) im Rahmen des Universitätslehrganges Psychosoziale Beratung, Karl-Franzens-Universität Graz und UNI for LIFE, Graz, Mai 2023, https://unipub.uni-graz.at/obvugrhs/download/pdf/9278217 (abgerufen am 21.11.2025)
75 Wijngaards Institute for Catholic Research: »Frauen wurden als ›minderwertige Geschöpfe‹ betrachtet«, https://womenpriests.org/de/tradition-de/inferior-frauen-wurden-als-minderwertige-geschopfe-betrachtet/ (abgerufen am 21.11.2025)
76 Der Standard (16.05.2002): »Menstruation als ›periodisches Irre-

sein‹. Der ›Un-Wert‹ der Menstruation zieht sich wie ein roter Faden durch die Geschichte des weiblichen Blutes«, https://www.derstandard.at/story/949011/menstruation-als-periodisches-irresein (abgerufen am 21.11.2025)

77 Freie Universität Berlin (2003): »Mythos«, https://webdoc.sub.gwdg.de/ebook/diss/2003/fu-berlin/2001/70/kapitel2_mythos.pdf (abgerufen am 21.11.2025)

78 Sabine Zinn-Thomas: »Menstruation und Monatshygiene. Zum Umgang mit einem körperlichen Vorgang«, Band 245 von Internationale Hochschulschriften, Waxmann, New York/München/Berlin, 1997, Seiten 85–92.

79 Insa Germerott: »Blut und Scham: Wie die Menstruation zum Tabuthema wurde«, National Geographic (03.03.2023), https://nationalgeographic.de/themen/wissenschaft/2023/03/blut-und-scham-wie-die-menstruation-zum-tabuthema-wurde/ (abgerufen am 21.11.2025)

80 Universität Innsbruck: »Das Buch Levitikus, Kapitel 15«, https://www.uibk.ac.at/theol/leseraum/bibel/lev15.html (abgerufen am 21.11.2025)

81 Bibel.de: »3. Mose 15:19–24«, https://www.bible.com/de/bible/compare/LEV.15.19-24 (abgerufen am 21.11.2025)

82 Islam.de: »Sure 2: al-Baqara (Die Kuh)«, https://islam.de/13827.php?sura=2 (abgerufen am 21.11.2025)

83 David I. Macht und Dorothy S. Lubin: »A Phyto-Pharmacological Study of Menstrual Toxin«, The Journal of Pharmacology and Experimental Therapeutics (Dezember 1923), 22, 5, Seiten 413–466, https://jpet.aspetjournals.org/article/S0022-3565(25)05721-0/abstract (abgerufen am 21.11.2025)

84 Lara Hegg: »›Menotoxin‹: Geschichte einer wissenschaftlichen Setzung mit ideologischer Sprengkraft«, Universität Freiburg, Schweiz,https://www.unifr.ch/scimed/fr/assets/public/scimed/faculty/ceremony/master2024/Lara%20Hegg.pdf (abgerufen am 21.11.2025)

85 Harry Finley: »Menotoxin: a short, incomplete introduction to the ›poison‹ in the menstrual flow«, Museum of Menstruation & Women's Health, http://www.mum.org/menotox.htm (abgerufen am 21.11.2025)

86 Birgit Ohlsen: »Weibliche Praxis und ärztlicher Diskurs. Zur Geschichte der Menstruationshygiene«, In: Regina Lönecke, Ira Spieker (Hrsg.): »Reinliche Leiber – Schmutzige Geschäfte. Körperhygiene und Reinlichkeitsvorstellungen in zwei Jahrhunderten«, Wallstein Verlag, Göttingen, 1996, Seiten 236–257.
87 Elisabeth Schmied: »Monat für Monat: Eine Evaluation des MFM-Projekts®«, Diplomarbeit, Wien, 2012, https://files01.core.ac.uk/download/pdf/16427268.pdf
88 Sabine Hering und Gudrun Maierhof: »Die unpäßliche Frau. Sozialgeschichte der und Hygiene«, 2. Auflage, Mabuse, Frankfurt am Main, 2002, ISBN 3-933050-99-5 (Erstausgabe: Centaurus, Pfaffenweiler 1991, ISBN 3-89085-633-0), Seite 18.
89 H. M. Beier: »Die Entdeckung der Eizelle der Säugetiere und des Menschen«, Reproduktionsmedizin (Dezember 2002), 18, 6, Seiten 333–338, https://www.researchgate.net/publication/225605600_Die_Entdeckung_der_Eizelle_der_Saugetiere_und_des_Menschen (abgerufen am 21.11.2025)
90 Online-Schriften aus der Marburger kulturwissenschaftlichen Forschung und Europäischen Ethnologie (MAKUFEE, 2019), 3, https://archiv.ub.uni-marburg.de/es/2020/0003/pdf/Makufee-13.pdf (abgerufen am 21.11.2025)
91 Liesbeth Gijsel: »Stigma Monatsblutung: ›Frauen müssen so tun, als ob sie nicht menstruieren‹«, Spektrum, https://www.spektrum.de/news/tabu-warum-frauen-ihre-menstruation-verbergen/1889989 (abgerufen am 21.11.2025)
92 Julie Hennegan u. a.: »Women's and Girls' Experiences of Menstruation in Low- and Middle-Income Countries: A Systematic Review and Qualitative Metasynthesis«, PLoS Medicin (16.05.2019), 16: e1002803, https://journals.plos.org/plosmedicine/article?id=10.1371/journal.pmed.1002803 (abgerufen am 21.11.2025)
93 Wijngaards Institute for Catholic Research: »The Law Book of Gratian«, https://womenpriests.org/theology/gratian-the-law-book-of-gratian/#weakness (abgerufen am 21.11.2025)
94 Josef Breuer und Sigmund Freud: »Studien über Hysterie«, Leipzig, Wien, 1895, https://www.deutschestextarchiv.de/book/show/freud_hysterie_1895 (abgerufen am 21.11.2025)

95 Hildegard Knef: »Frau von Dorndorf«, https://www.hildegardknef.de/Texte/frauvondorndorf.htm (abgerufen am 21.11.2025)

96 96 Max Bartel: »Ein Beitrag zur Lehre vom menstrualen Irresein«, Berlin, 1887, https://play.google.com/books/reader?id=_Gg1YxAAbtnsC&pg=GBS.PA1&hl=de (abgerufen am 21.11.2025)

97 Lydia Reuther: »Alte Mythen – neue Gesichter: Melancholie und Weiblichkeit im Wandel (1850–2005)«, Universität des Saarlandes, Dissertation, Saarbrücken, 2009, https://d-nb.info/999799851/34 (abgerufen am 21.11.2025)

98 Özge Gizli Çoban u. a.: »Association of Premenstrual Dysphoric Disorder and Eating Behaviors Among Nursing Students: A Cross-Sectional Study«, Journal of Pediatric and Adolescent Gynecology (April 2021), 34, 2, Seiten 203–208, https://pubmed.ncbi.nlm.nih.gov/33271293/ (abgerufen am 21.11.2025)

99 V. Bianco u. a.: »Premenstrual syndrome and beyond: lifestyle, nutrition, and personal facts«, Minerva Ginecologica (August 2014), 66, 4, Seiten 365–75, https://www.minervamedica.it/en/journals/minerva-obstetrics-gynecology/article.php?cod=R09Y2014N04A0365 (abgerufen am 21.11.2025)

100 Cristina Franco-Antonio u. a.: »Dysmenorrhea, Premenstrual Syndrome, and Lifestyle Habits in Young University Students in Spain: A Cross-Sectional Study«, Journal of Nursing Research (Februar 2025), 1, 33(1):e374, https://pubmed.ncbi.nlm.nih.gov/39874525/ (abgerufen am 21.11.2025)

101 Yuka Yoshinari u. a.: »Association between premenstrual syndrome and eating disturbance in college students: a cross-sectional study«, BMC Womens Health (07.06.2024), 1, Seite 330, https://pubmed.ncbi.nlm.nih.gov/38849887/ (abgerufen am 21.11.2025)

102 Ian A. Hatton u. a.: »The human cell count and size distribution«, PNAS (18.09.2023), 120, 39, e2303077120, https://www.pnas.org/doi/10.1073/pnas.2303077120 (abgerufen am 21.11.2025)

103 Schweizerisches Bundesamt für Lebensmittel und Veterinärwesen (BLV): »Bedarf an Nährstoffen«, https://www.blv.admin.ch/blv/de/home/lebensmittel-und-ernaehrung/ernaehrung/empfehlungen-informationen/naehrstoffe/hauptnaehrstoffe.html (abgerufen am 21.11.2025)

104 Melissa J. Benton u. a.: »Effect of menstrual cycle on resting metabolism: A systematic review and meta-analysis«, PLOS One (13.07.2020), https://journals.plos.org/plosone/article?id=10.1371/journal.pone.0236025 (abgerufen am 21.11.2025)

105 Bundesministerium für Forschung, Technologie und Raumfahrt: »Gutes Fett, schlechtes Fett«, https://www.gesundheitsforschung-bmbf.de/de/gutes-fett-schlechtes-fett-8035.php (abgerufen am 21.11.2025)

106 Chemie.de Lexikon: »Eikosanoide«, https://www.chemie.de/lexikon/Eikosanoide.html (abgerufen am 21.11.2025)

107 Frauenärzte im Netz (22.09.2011): »Magersucht: Ausbleiben der Regelblutung kann dauerhaft verbleiben«, https://www.frauenaerzte-im-netz.de/aktuelles/meldung/magersucht-ausbleiben-der-regelblutung-kann-dauerhaft-verbleiben/ (abgerufen am 21.11.2025)

108 Deutsches Ärzteblatt (13.06.2025): »Adipositas als Hemmschuh der Fertilität«, https://www.aerzteblatt.de/news/adipositas-als-hemmschuh-der-fertilitat-a0cffb39-d30 f-4edb-9cdb-a7769 ac87df6 (abgerufen am 21.11.2025)

109 WHO (16.05.2011): »Waist circumference and waist-hip ratio: report of a WHO expert consultation. Report of a WHO Expert Consultation Geneva, 8–11 December 2008«, https://www.who.int/publications/i/item/9789241501491 (abgerufen am 21.11.2025)

110 Deutsche Gesellschaft für Ernährung e. V.: »Referenzwert Protein«, https://www.dge.de/wissenschaft/referenzwerte/protein/ (abgerufen am 21.11.2025)

111 Anna M. Gorczyza u. a.: »Changes in macronutrient, micronutrient, and food group intakes throughout the menstrual cycle in healthy, premenopausal women«, European Journal of Nutrition (April 2016), 55, 3, Seiten 1181–1188, https://pubmed.ncbi.nlm.nih.gov/26043860/ (abgerufen am 21.11.2025)

112 Deutsche Gesellschaft für Gynäkologie und Geburtshilfe e. V. (DGGG, März 2012): »Neue Strategien gegen PMS. Pressemitteilung der Deutschen Gesellschaft für Gynäkologie (BVF) und Geburtshilfe und des Berufsverbandes der Frauenärzte (BVF)«, https://www.dggg.de/presse/pressemitteilungen-und-nachrichten/neue-strategien-gegen-pms-pressemitteilung-der-deutschen-

gesellschaft-fuer-gynaekologie-bvf-und-geburtshilfe-und-des-berufsverbandes-der-frauenaerzte-bvf (abgerufen am 21.11.2025)
113 G. Barbagallo Sangiorgi u. a.: »alpha-Glycerophosphocholine in the mental recovery of cerebral ischemic attacks. An Italian multicenter clinical trial«, Annals oft the New York Academy of Sciences (30.06.1994), 717, Seiten 253.269, https://pubmed.ncbi.nlm.nih.gov/8030842/ (abgerufen am 21.11.2025)
114 Deutsches Gesundheitsportal (25.10.2018): »Chrom hat positive Auswirkungen auf den Stoffwechsel beim PCO-Syndrom«, https://www.deutschesgesundheitsportal.de/2018/10/25/chrom-auswirkungen-stoffwechsel-pco/ (abgerufen am 21.11.2025)
115 Uwe Gröber: »Antidepressiva und Folsäure«, Zeitschrift für Orthomolekulare Medizin (OM, 2009), 7, 3, Seiten 25–26, https://www.thieme-connect.com/products/ejournals/abstract/10.1055/s-0029-1185990 (abgerufen am 21.11.2025)
116 Julie M. Paik u. a.: »Calcium intake and risk of primary hyperparathyroidism in women: prospective cohort study«, BMJ (18.10.2012), 345, e6390, https://www.bmj.com/content/345/bmj.e6390 (abgerufen am 21.11.2025)
117 Frauenärzte im Netz: »Prämenstruelles Syndrom (PMS) & Prämenstruelle dysphorische Störung (PMDS): Therapiemaßnahmen & Behandlung«, https://www.frauenaerzte-im-netz.de/erkrankungen/praemenstruelles-syndrom-pms/therapiemassnahmen-behandlung/ (abgerufen am 21.11.2025)
118 U. Burgerstein u. a. (2023): »Burgerstein Handbuch Nährstoffe: Mikronährstoffe richtig einsetzen: Alles über Vitamine, Mineralstoffe, Spurenelemente und Fettsäuren«. 12. Auflage (2012), Trias, Seite 206.
119 Christian Egarter: »Myo-Inositol«, Gynäkologische Endokrinologie (2019), 1, https://www.springermedizin.de/fertilitaet-und-kinderwunsch/polyzystisches-ovarialsyndrom/myo-inositol/16353386 (abgerufen am 21.11.2025)
120 Jana Meixner (29.06.2023): »Omega-3 Fettsäuren bei Depression eher unwirksam«, https://medizin-transparent.at/omega-3-depression/#detail (abgerufen am 21.11.2025)
121 Iris Mair (07.08.2023): »Omega-3: Hilfe bei Regelschmerzen?«,

https://medizin-transparent.at/omega-3-regelschmerzen/ (abgerufen am 21.11.2025)
122 Robert Koch-Institut (RKI, 18.03.2025): »Antworten des Robert Koch-Instituts auf häufig gestellte Fragen zu Vitamin D«, https://www.rki.de/SharedDocs/FAQs/DE/Vitamin_D/Vitamin_D_FAQ-Liste.html#entry_16871790 (abgerufen am 21.11.2025)
123 Aleš Janda: »Stellenwert des Vitamin D bei Autoimmunerkrankungen«, Arthritis Rheuma (26.02.2025), 45, Seiten 44–50, https://www.thieme-connect.com/products/ejournals/pdf/10.1055/a-2493-7552.pdf (abgerufen am 21.11.2025)
124 Technische Universität Dresden (17.12.2023): »Faktencheck: Vitamin D – eine Dosis Sonnenlicht gegen Depressionen?«, https://tu-dresden.de/mn/biologie/studium/studieren-an-der-fachrichtung-biologie/wissenschaftskommunikation-von-bios/bios-artikel/faktencheck-vitamin-d-eine-dosis-sonnenlicht-gegen-depressionen (abgerufen am 21.11.2025)
125 Simone Passarelli u. a.: »Global estimation of dietary micronutrient inadequacies: a modelling analysis«, The Lancet Global Health (Oktober 2024), 12, 10, Seiten 1590–1599, https://www.thelancet.com/journals/langlo/article/PIIS2214-109X(24)00276-6/fulltext (abgerufen am 21.11.2025)
126 Petra Stute u. a.: »Interdisciplinary consensus on management of premenstrual disorders in Switzerland«, Gynecological Endocrinology (März 2017), 33, 5 Seiten 1–7, https://www.researchgate.net/publication/314507349_Interdisciplinary_consensus_on_management_of_premenstrual_disorders_in_Switzerland (abgerufen am 21.11.2025)
127 Volker Schulz: »Phytotherapie: Eine erhaltenswerte Alternative«, Deutsches Ärzteblatt Januar-Februar 2009), https://www.aerzteblatt.de/archiv/phytotherapie-eine-erhaltenswerte-alternative-48314321-b106-4f42-a7db-0a3a27774afd (abgerufen am 21.11.2025)
128 Fatemeh Rajabi u. a.: »Saffron for the Management of Premenstrual Dysphoric Disorder: A Randomized Controlled Trial«, Advanced Biomedical Research (30.10.2020), 9, Seite 60, https://pmc.ncbi.nlm.nih.gov/articles/PMC7792881/ (abgerufen am 21.11.2025)
129 M. Diana van Die u. a.: »Vitex agnus-castus extracts for female

reproductive disorders: a systematic review of clinical trials«, Planta Medica (Mai 2013), 79, 7, Seiten 562–575, https://pubmed.ncbi.nlm.nih.gov/23136064/ (abgerufen am 21.11.2025)
130 Murad Atmaca u. a.: »Fluoxetine versus Vitex agnus castus extract in the treatment of premenstrual dysphoric disorder«, Human Psychpharmacology (April 2003), 18, 3, Seiten 191–195, https://pubmed.ncbi.nlm.nih.gov/12672170/ (abgerufen am 21.11.2025)
131 Lilliana Ciotta: »Psychic aspects of the premenstrual dysphoric disorders. New therapeutic strategies: our experience with Vitex agnus castus«, Minerva Ginecologica (Juni 2011), 63, 3, Seiten 237–245, https://www.researchgate.net/publication/51202708_Psychic_aspects_of_the_premenstrual_dysphoric_disorders_New_therapeutic_strategies_our_experience_with_Vitex_agnus_castus (abgerufen am 21.11.2025)
132 Ruediger Schellenberg: »Dose-dependent efficacy of the Vitex agnus castus extract Ze 440 in patients suffering from premenstrual syndrome«, Phytomedicine (15. November 2012), 19, 4, Seiten 1325–1331, https://pubmed.ncbi.nlm.nih.gov/23022391/ (abgerufen am 21.11.2025)
133 A. Hextall u. a.: »The impact of the menstrual cycle on urinary symptoms and the results of urodynamic investigation«, Journal of Obstetics and Gynaecology (November 2001), 108, 11, Seiten 1193–1196, https://pubmed.ncbi.nlm.nih.gov/11762662/ (abgerufen am 21.11.2025)
134 Hans Röttger: »Wasserhaushalt und menstrueller Cyclus«, Archiv für Gynäkologie (1954), 185, Seiten 325–334, https://doi.org/10.1007/BF00666667 (abgerufen am 21.11.2025)
135 Heinz Valtin: »Drink at least eight glasses of water a day. Really? Is there scientific evidence for ›8 × 8‹?«, American Journal of Regulatory, Integrative and Comparative Physiology, 283, 5, https://journals.physiology.org/doi/full/10.1152/ajpregu.00365.2002 (abgerufen am 21.11.2025)
136 European Food Safety Authority (EFSA): »Koffein«, https://www.efsa.europa.eu/sites/default/files/corporate_publications/files/efsaexplainscaffeine150527de.pdf (abgerufen am 21.11.2025)
137 Laura Fenster u. a.: »Caffeine Consumption and Menstrual Function«, American Journal of Epidemiology (15.03.1999), 149, 6,

Seiten 550–557, https://academic.oup.com/aje/article-abstract/149/6/550/215410 (abgerufen am 21.11.2025)
138 Asmaa Zki Bin Mahmoud u. a.: »Association between menstrual disturbances and habitual use of caffeine«, Journal of Taibah University Medical Sciences (Dezember 2014), 9, 4, Seiten 341–344, https://www.sciencedirect.com/science/article/pii/S1658361214000651 (abgerufen am 21.11.2025)
139 Imanda Oktavia Juwitasari: »Relationship Between Daily Caffeine Intake and Menstrual Cycles in Young Adult Women«, KnE Medicine (15.09.2022), The International Conference of Medicine and Health (ICMEDH), Seiten 316–323, https://kneopen.com/KnE-Medicine/article/view/11882/ (abgerufen am 21.11.2025)
140 Alexandra C. Purdue-Smithe u. a.: »A prospective study of caffeine and coffee intake and premenstrual syndrome«, The American Journal of Clinical Nutrition (06.07.2016), 104, 2, Seiten 499–507, https://pmc.ncbi.nlm.nih.gov/articles/PMC4962155/ (abgerufen am 21.11.2025)
141 Kousar Safari u. a.: »Dark Chocolate Mitigates Premenstrual Performance Impairments and Muscle Soreness in Female CrossFit® Athletes: Evidence from a Menstrual-Phase-Specific Trial«, Nutrients (18.04.2025), 17, 8, Seite 1374, https://pmc.ncbi.nlm.nih.gov/articles/PMC12029999/ (abgerufen am 21.11.2025)
142 Lijiao Wang u. a.: »Associations between soft drinks intake and primary dysmenorrhea among Chinese undergraduate female students«, Scientific Reports (11.09.2024), 14, 1, Seite 21210, https://pubmed.ncbi.nlm.nih.gov/39261539/ (abgerufen am 21.11.2025)
143 Serena C. Houghton u. a.: »Carbohydrate and fiber intake and the risk of premenstrual syndrome«, European Journal of Clinical Nutrition (29.01.2018), 72, 6, Seiten 861–870, https://pmc.ncbi.nlm.nih.gov/articles/PMC5990431/ (abgerufen am 21.11.2025)
144 Sandra Zänkert u. a.: »Effect of sugar administration on cortisol responses to acute psychosocial stress«, Psychoneuroendocrinology (Mai 2020), 115, 104607, https://pubmed.ncbi.nlm.nih.gov/32163799/ (abgerufen am 21.11.2025)
145 Nicola di Polito: »Real-World Intake of Dietary Sugars Is Associated with Reduced Cortisol Reactivity Following an Acute Phy-

siological Stressor«, Nutrients (1. Januar 2023), 15, 1, Seite 209, https://pmc.ncbi.nlm.nih.gov/articles/PMC9823716/ (abgerufen am 21.11.2025)

146 Julia Hummel u.a.: »Brain insulin action on peripheral insulin sensitivity in women depends on menstrual cycle phase«, Nature Metabolism (21.09.2023), 5, Seiten 1475–1482, https://www.nature.com/articles/s42255-023-00869-w (abgerufen am 21.11.2025)

147 Hannah M. Costello u.a.: »High salt intake activates the hypothalamic–pituitary–adrenal axis, amplifies the stress response, and alters tissue glucocorticoid exposure in mice«, Cardiovascular Research (Juni 2023), 119, 8, Seiten 1740–1750, https://academic.oup.com/cardiovascres/article/119/8/1740/6806206 (abgerufen am 21.11.2025)

148 The University of Edinburgh (16.11.2022): »An excess of salty food seasons the body with stress«, https://www.ed.ac.uk/news/2022/an-excess-of-salty-food-seasons-the-body-with-stre (abgerufen am 21.11.2025)

149 Raymond R. Townsend u.a.: »Salt intake and insulin sensitivity in healthy human volunteers«, Clinical Science London (August 2007), 11, 2, Seiten 141–148, https://pubmed.ncbi.nlm.nih.gov/17425514/ (abgerufen am 21.11.2025)

150 Rajesh Garg u.a.: »Low-salt diet increases insulin resistance in healthy subjects«, Metabolism (Juli 2011), 60, 7, Seiten 965–968, https://pubmed.ncbi.nlm.nih.gov/21036373/ (abgerufen am 21.11.2025)

151 Colin G. Perry u.a.: »Decreased insulin sensitivity during dietary sodium restriction is not mediated by effects of angiotensin II on insulin action«, Clinical Science London (August 2003), 105, 2, Seiten 187–194, https://pubmed.ncbi.nlm.nih.gov/12691602/ (abgerufen am 21.11.2025)

152 María del Mar Fernádez u.a.: »Premenstrual syndrome and alcohol consumption: a systematic review and meta-analysis«, BMJ Open (16.04.2018), 8, e0199490, https://bmjopen.bmj.com/content/8/3/e019490 (abgerufen am 21.11.2025)

153 DAK: »Was hilft bei Menstruationsbeschwerden und PMS?«, https://www.dak.de/dak/gesundheit/erkrankungen/frauen

gesundheit/was-hilft-bei-menstruationsbeschwerden-und-pms-_11292 (abgerufen am 21.11.2025)
154 G. C. Windham u.a.: »Cigarette smoking and effects on menstrual function«, Obstetrics and Gynaecology (Januar 1999), 93, 1, Seiten 59–65, https://pubmed.ncbi.nlm.nih.gov/9916957/ (abgerufen am 21.11.2025)
155 Österreichische Krebshilfe (30.05.2010): »Warum Frauen mit dem Rauchen nicht aufhören können …«, https://www.krebshilfe.net/presse/detail/warum-frauen-mit-dem-rauchen-nicht-aufhoeren-koennen (abgerufen am 21.11.2025)
156 Apotheker & Entwickler (09.04.2024): »Cycle Syncing: So synchronisieren Sie Lifestyle & Zyklus für mehr Wohlbefinden«, https://www.apothekerentwickler.de/blogs/tipps/cycle-syncing-so-synchronisieren-sie-lifestyle-zyklus-fur-mehr-wohlbefinden (abgerufen am 21.11.2025)
157 Online Menopause Centre (OMC): »What is Premenstrual Syndrome (PMS)?«, https://onlinemenopausecentre.com/pms-pmdd-specialist-uk/ (abgerufen am 21.11.2025)
158 Online Menopause Centre (OMC): »What is Endometriosis?«, https://onlinemenopausecentre.com/endometriosis-clinic/ (abgerufen am 21.11.2025)
159 A. Peters (2018): »Selfish Brain«, in Hans Konrad Biesalski u.a. (Herausgeber): »Ernährungsmedizin«, Georg Thieme Verlag Stuttgart, 2018, https://www.thieme-connect.de/products/ebooks/lookinside/10.1055/b-0037-147926 (abgerufen am 21.11.2025)
160 Saba Shakalio: »Zyklusbasiertes Krafttraining: von der Theorie in die Praxis«, Sportärztezeitung, https://sportaerztezeitung.com/rubriken/training/14813/zyklusbasiertes-krafttraining-von-der-theorie-in-die-praxis/ (abgerufen am 21.11.2025)
161 Bethany Brookshire (25.05.2016): »Women in sports are often underrepresented in science«, Science News, Seiten 847–851, https://www.sciencenews.org/blog/scicurious/women-sports-are-often-underrepresented-science (abgerufen am 21.11.2025)
162 Georgie Bruinvels u.a.: »Prevalence and frequency of menstrual cycle symptoms are associated with availability to train and compete: a study of 6812 exercising women recruited using the Strava exercise app«, British Journal of Sports Medicine (2021),

55, Seiten 438–443, https://bjsm.bmj.com/content/55/8/438 (abgerufen am 21.11.2025)
163 Rebekka J. Findlay u. a.: »How the menstrual cycle and menstruation affect sporting performance: experiences and perceptions of elite female rugby players«, British Journal of Sports Medicine (2020), 54, Seiten 1108–1113, https://bjsm.bmj.com/content/54/18/1108 (abgerufen am 21.11.2025)
164 Mike Amour u. a.: »Australian female athlete perceptions of the challenges associated with training and competing when menstrual symptoms are present«, International Journal of Sports Science & Coaching (01.04.2020), https://journals.sagepub.com/doi/10.1177/1747954120916073 (abgerufen am 21.11.2025)
165 Vivek Balachandar u. a.: »Effects of the menstrual cycle on lower-limb biomechanics, neuromuscular control, and anterior cruciate ligament injury risk: a systematic review«, Muscles Ligaments Tendons Journal (10.05.2017), 7, 1, Seiten 136–146, https://pmc.ncbi.nlm.nih.gov/articles/PMC5505581/ (abgerufen am 21.11.2025)
166 Steffi Platt: »Studiendatenbank«, https://fiercerunforce.de/studiendatenbank (abgerufen am 21.11.2025)
167 Guro S. Solli u. a.: »Changes in Self-Reported Physical Fitness, Performance, and Side Effects Across the Phases of the Menstrual Cycle Among Competitive Endurance Athletes«, International Journal of Sports Physiology and Performance (21.09.2020), 15, 9, Seiten 1324–1333, https://pubmed.ncbi.nlm.nih.gov/32957079/ (abgerufen am 21.11.2025)
168 Julian Ross u. a.: »The effects of menstrual cycle phase on physical performance in female soccer players«, PLOS One (13.03.2017), https://journals.plos.org/plosone/article?id=10.1371/journal.pone.0173951 (abgerufen am 21.11.2025)
169 C. Hutterer: »Zusammenhang von Menstruationszyklus, Leistung und Verletzungsrisiko«, Deutsche Zeitschrift für Sportmedizin (April 2021), https://www.zeitschrift-sportmedizin.de/zusammenhang-von-menstruationszyklus-leistung-und-verletzungsrisiko/ (abgerufen am 21.11.2025)
170 Brendon Stubbs und Simon Rosenbaum: »Exercise Based

Interventions for Mental Illness: Physical Activity as Part of Clinical Treatment«, London, Elsevier, Academic Press (2018), https://dokumen.pub/qdownload/exercise-based-interventions-for-mental-illness-physical-activity-as-part-of-clinical-treatment-9780128126066-9780128126059.html (abgerufen am 21.11.2025)

171 A. Bendau u. a.: »Bewegung, körperliche Aktivität und Sport in der Entstehung und Behandlung psychischer Erkrankungen«, in: A. Ströhle (Herausgeber): »Sportpsychiatrie und -psychotherapie«, Springer, Berlin, Heidelberg 2023

172 Felipe Barreto Schuch u. a.: »The Role of Exercise in Preventing and Treating Depression«, Current Sports Medicine Reports (August 2019), 18, 8, Seiten 299–304, https://journals.lww.com/acsm-csmr/fulltext/2019/08000/the_role_of_exercise_in_preventing_and_treating.6.aspx (abgerufen am 21.11.2025)

173 Amanda L. Rebar u. a.: »A meta-meta-analysis of the effect of physical activity on depression and anxiety in non-clinical adult populations«, Health Psychology Review (2015), 9, 3, Seiten 366–378, https://www.tandfonline.com/doi/full/10.1080/17437199.2015.1022901 (abgerufen am 21.11.2025)

174 Michael J. Panza u. a.: »Adolescent Sport Participation and Symptoms of Anxiety and Depression: A Systematic Review and Meta-Analysis«, Journal of Sport and Exercise Psychology (September 2019), 42, 3, Seiten 201–218, https://journals.humankinetics.com/view/journals/jsep/42/3/article-p201.xml (abgerufen am 21.11.2025)

175 Felipe Barreto Schuch u. a.: »Physical Activity and Incident Depression: A Meta-Analysis of Prospective Cohort Studies«, The American Journal of Psychiatry (25.04.2018), 175, 7, https://psychiatryonline.org/doi/10.1176/appi.ajp.2018.17111194 (abgerufen am 21.11.2025)

176 Megan Pound u. a.: »How do women feel cold water swimming affects their menstrual and perimenopausal symptoms?«, Post Reproductive Health (25.1.2024), 30, 1, https://journals.sagepub.com/doi/10.1177/20533691241227100 (abgerufen am 21.11.2025)

177 Antonia Bendau u. a.: »Bewegung, körperliche Aktivität und Sport bei depressiven Erkrankungen«, NeuroTransmitter

(15.02.2022), 33, 1–2, Seiten 52–61, https://pmc.ncbi.nlm.nih.gov/articles/PMC8852946/#CR5917 (abgerufen am 21.11.2025)

178 Jacob D. Meyer u. a.: »Influence of Exercise Intensity for Improving Depressed Mood in Depression: A Dose-Response Study«, Behavior Therapy (Juli 2016), 47, 4, Seiten 527–537, https://www.sciencedirect.com/science/article/abs/pii/S0005789416300119 (abgerufen am 21.11.2025)

179 Ding Ding u. a.: »Physical activity guidelines 2020: comprehensive and inclusive recommendations to activate populations«, The Lancet (05.12.2020), 396, 10265, https://www.thelancet.com/journals/lancet/article/PIIS0140-6736(20)32229-7/fulltext (abgerufen am 21.11.2025)

180 Deutsche Gesellschaft für Psychiatrie, Psychotherapie und Nervenheilkunde (DGPPN), Bundesärztekammer (BÄK), Kassenärztliche Bundesvereinigung (KBV), Arbeitsgemeinschaft der Wissenschaftlichen Medizinischen Fachgesellschaften (AWMF): »S3-Leitlinie/Nationale Versorgungsleitlinie Unipolare Depression Kurzfassung«, 2. Auflage, 2017, https://www.dgppn.de/_Resources/Persistent/d53e5967ade4134e444e71973752e10bcaebda79/S3-NVL_depression-2aufl-vers1-kurz.pdf (abgerufen am 21.11.2025)

181 ATOS News (Oktober 2020): »Frauen, Zyklus und Sport – ein lange verkanntes Thema«, https://news.atos-kliniken.com/frauen-zyklus-und-sport-ein-lange-verkanntes-thema/ (abgerufen am 21.11.2025)

182 Sportmedizin (30.05.2022): »Einfluss von Kontrazeptiva auf die sportliche Leistungsfähigkeit«, https://ebminfo.at/Kontrazeptiva_sportliche_Leistungsfaehigkeit (abgerufen am 21.11.2025)

183 Europäische Kommission (CORDIS – Forschungsergebnisse der EU): »Neue Methode zur Altersermittlung menschlicher Zellen belegt: Die meisten Zellen sind jünger als der Mensch«, https://cordis.europa.eu/article/id/24286-life-span-of-human-cells-defined-most-cells-are-younger-than-the-individual/de (abgerufen am 21.11.2025)

184 KKH Leben (28.02.2025): »Wie der Menstruationszyklus Ihre Stressbewältigung beeinflussen kann«, https://www.kkh.de/blog/mental-health/menstruation-stress (abgerufen am 21.11.2025)

185 Eva Montero-López u. a.: »The relationship between the menstrual cycle and cortisol secretion: Daily and stress-invoked cortisol patterns«, International Journal of Psychophysiology (März 2018), https://rua.ua.es/dspace/bitstream/10045/79834/2/2018_Montero-Lopez_etal_IntJPsychophysiology_accepted.pdf (abgerufen am 21.11.2025)
186 Prashant Jain u. a.: »Correlation of perceived stress with monthly cyclical changes in the female body«, Journal of Family Medicine and Primary Care (21.11.2023), 12, 11, Seiten 2927–2933, https://pmc.ncbi.nlm.nih.gov/articles/PMC10771141/ (abgerufen am 21.11.2025)
187 Risa Mitsuhashi u. a.: »Factors Associated with the Prevalence and Severity of Menstrual-Related Symptoms: A Systematic Review and Meta-Analysis«, International Journal of Environmental Research and Public Health (29.12.2022), 20, 1, Seite 569, https://pubmed.ncbi.nlm.nih.gov/36612891/ (abgerufen am 21.11.2025)
188 Yukie Matsuura u. a.: »Association between Menstruation-Related Symptoms and the Type of Stress in Japanese Female University Students: A Prospective Cohort Study from Admission to the Second Year«, Women (19.07.2024), 4, 3, Seiten 254–264, https://www.mdpi.com/2673-4184/4/3/19#B5-women-04-00019 (abgerufen am 21.11.2025)
189 M. Mauri u. a.: »Sleep in the premenstrual phase: a self-report study of PMS patients and normal controls«, Acta Psychiatrica Scandinavica (Juli 1988), 78, 1, Seiten 82–86, https://onlinelibrary.wiley.com/doi/10.1111/j.1600-0447.1988.tb06304.x (abgerufen am 21.11.2025)
190 Ravi Gupta u. a.: »Subjective Sleep Problems in Young Women Suffering from Premenstrual Dysphoric Disorder«, North American Journal of Medical Sciences (November 2012), 4, 11, Seiten 593–595, https://pmc.ncbi.nlm.nih.gov/articles/PMC3503382/ (abgerufen am 21.11.2025)
191 Wei Yin u. a.: »Melatonin for premenstrual syndrome: A potential remedy but not ready«, Frontiers in Endocrinology (09.01.2023), 13, 1084249, https://pmc.ncbi.nlm.nih.gov/articles/PMC9868742/ (abgerufen am 21.11.2025)

192 Christophe Moderie u. a.: »Effects of exogenous melatonin on sleep and circadian rhythms in women with premenstrual dysphoric disorder«, Sleep (08.07.2021), 44, 12, zsab171, https://pmc.ncbi.nlm.nih.gov/articles/PMC8664575/ (abgerufen am 21.11.2025)
193 Ari Shechter u. a.: »Nocturnal polysomnographic sleep across the menstrual cycle in premenstrual dysphoric disorder«, Sleep Medicine (September 2012), 13, 8, Seiten 1071–1078, https://pubmed.ncbi.nlm.nih.gov/22749440/ (abgerufen am 21.11.2025)
194 Stiftung Deutsche Depressionshilfe und Suizidprävention: »Weitere antidepressive Behandlungen«, https://www.deutsche-depressionshilfe.de/depression-infos-und-hilfe/behandlung/weitere-antidepressive-behandlungen (abgerufen am 21.11.2025)
195 Yihui Yang u. a.: »Childhood asthma, allergies and risk of premenstrual disorders in young adulthood«, Natur eMental Health (29.05.2023), 1, Seiten 410–419, https://www.nature.com/articles/s44220-023-00066-4 (abgerufen am 21.11.2025)
196 Uniklinik RWTH Aachen: »Was ist eine Allergie?«, https://www.ukaachen.de/kliniken-institute/aachener-comprehensive-allergy-center-acac/fuer-patienten/was-ist-eine-allergie (abgerufen am 21.11.2025)
197 PMDS Hilfe: »Woher kommt PMDS? PMDS Ursachen«, https://pmds-hilfe.de/pmds-ursachen/ (abgerufen am 21.11.2025)
198 David Harris (Januar 2025): »PMDD, Histamine, and Mast Cells: Exploring New Avenues for Treatment«, https://www.eds.clinic/articles/pmdd-histamine-and-mast-cells (abgerufen am 21.11.2025)
199 Omnia Azmy Nabeh: »New insights on the impact of gut microbiota on premenstrual disorders. Will probiotics solve this mystery?«, Life Sciences (15.05.2023), 321, 121606, https://www.sciencedirect.com/science/article/abs/pii/S0024320523002400 (abgerufen am 21.11.2025)
200 Song He u. a.: »The Gut Microbiome and Sex Hormone-Related Diseases«, Frontiers Microbiology (28.09.2021), 12, https://www.frontiersin.org/journals/microbiology/articles/10.3389/fmicb.2021.711137/full (abgerufen am 21.11.2025)
201 Mathieu Milette: »Gut microbiome, Probiotics and, Premenstrual Disorders«, International Probiotics Association (IPA,

22.04,2024), https://internationalprobiotics.org/home/gut-micro biome-probiotics-and-premenstrual-disorders/ (abgerufen am 21.11.2025)
202 Mariam Saadedine u. a.: »The silent pandemic of stress: impact on menstrual cycle and ovulation«, The International Journal on the Biology of Stress (25.01.2025), 28, 1, 2457767, https://www.tandfonline.com/doi/full/10.1080/10253890.2025.2457767#abstract (abgerufen am 21.11.2025)
203 Su Hee Jang u. a.: »Effects and treatment methods of acupuncture and herbal medicine for premenstrual syndrome/premenstrual dysphoric disorder: systematic review«, BMC Complementary Medicine and Therapies (10.01.2014), 14, 11, https://pmc.ncbi.nlm.nih.gov/articles/PMC3898234/ (abgerufen am 21.11.2025)
204 Jiayuan Zhang u. a.: »Acupuncture for Premenstrual Syndrome at Different Intervention Time: A Systemic Review and Meta-Analysis«, Evidence-Based Complemetary and Alternative Medicine (25.06.2019), https://pmc.ncbi.nlm.nih.gov/articles/PMC6614973/ (abgerufen am 21.11.2025)
205 Simge Ozturk: »The Effect of Acupressure and Mindfulness to Cope With Premenstrual Syndrome (PMS) on PMS and Quality of Life«, National Library of Medicine (06.07.2023), https://clinic altrials.gov/study/NCT05709561 (abgerufen am 21.11.2025)
206 Cochrane: »Akupunktur und Akupressur bei prämenstruellem Syndrom (PMS)«, https://www.cochrane.org/de/evidence/CD005290_acupuncture-and-acupressure-premenstrual-syndrome-pms (abgerufen am 21.11.2025)
207 Deutsches Ärzteblatt (14.12.2023): »Frauen fühlen sich häufiger gestresst als Männer«, https://www.aerzteblatt.de/news/frauen-fuehlen-sich-haeufiger-gestresst-als-maenner-4e959ccc-f5a2-4310-bfed-ac28f0b70184 (abgerufen am 21.11.2025)
208 Almut Dorn u. a.: »Prämenstruelle dysphorische Störung – gynäkologische Diagnostik und Therapie im interdisziplinären Kontext«, Gynäkologische Endokrinologie (09.01.2025), Seiten 1–11, https://www.rohde-bonn.de/wp-content/uploads/2025/01/2025_PMDS-Diagn-u-Ther_GynEndo_Dorn-et-al.pdf (abgerufen am 21.11.2025)
209 Universitätsklinikum Tübingen: »Verhütung – Häufige Fragen

zur Pille«, https://www.medizin.uni-tuebingen.de/de/das-klinikum/einrichtungen/kliniken/frauenklinik/jugendgynaekologie/verhuetung/haeufige-fragen-zur-pille (abgerufen am 21.11.2025)
210 Chrystal Edler Schiller u. a.: »Reproductive Steroid Regulation of Mood and Behavior«, Comprehensive Physiology (13.06.2016), 6, 3, Seiten 1135–1169, https://pubmed.ncbi.nlm.nih.gov/27347888/ (abgerufen am 21.11.2025)
211 Anneliese Schwenkhagen und Katrin Schaudig: »Prämenstruelle dysphorische Störung«, Gynäkologische Endokrinologie (01.10.2015), 13, Seiten 245–256, https://www.springermedizin.de/praemenstruelle-dysphorische-stoerung/8783392 (abgerufen am 21.11.2025)
212 Siyan Ma und Sae Jin Song: »Oral contraceptives containing drospirenone for premenstrual syndrome«, The Cochrane Database of Systematic Reviews (23.06.2023), 6, 6, https://pubmed.ncbi.nlm.nih.gov/37365881/ (abgerufen am 21.11.2025)
213 Arzneimittelkommission der deutschen Ärzteschaft (AkdÄ): »AVP. Arzneiverordnung in der Praxis. Jahrgang 51 – Ausgabe 2. September 2024«, https://www.akdae.de/fileadmin/user_upload/akdae/Arzneimitteltherapie/AVP/Ausgaben/ab2015/2024-02.pdf (abgerufen am 21.11.2025)
214 Massachusetts General Hospital (14.10.2013): »Do Oral Contraceptives Cause Depression?«, https://womensmentalhealth.org/posts/do-oral-contraceptives-cause-depression/ (abgerufen am 21.11.2025)
215 Millie D. Long und Susan Hutfless: »Shifting away from estrogen-containing oral contraceptives in Crohn's disease«, Gastroenterology (Juni 2016), 150, 7, Seiten 1518–1520, https://pubmed.ncbi.nlm.nih.gov/27138980/ (abgerufen am 21.11.2025)
216 Liisa Hantsoo und Julia Riddle: »Treatment of Premenstrual Dysphoric Disorder (PMDD): Advances and Challenges«, Advances in Psychiatry and Behavioral Health (September 2021), 1, 1, Seiten 91–106, https://www.sciencedirect.com/science/article/abs/pii/S2667382721000090 (abgerufen am 21.11.2025)
217 Massachusetts General Hospital: »PMS and PMDD. Whem premenstrual symptoms interfere with functioning & quality of life«,

https://womensmentalhealth.org/specialty-clinics/pms-and-pmdd/ (abgerufen am 21.11.2025)
218 T.B. Pearlstein u.a.: »Psychosocial functioning in women with premenstrual dysphoric disorder before and after treatment with sertraline or placebo«, The Journal of clinical Psychiatry (Februar 2000), 61, 2, Seiten 101–109, https://pubmed.ncbi.nlm.nih.gov/10732657/ (abgerufen am 21.11.2025)
219 Andrea J. Rapkin: »Premenstrual syndrome and premenstrual dysphoric disorder: quality of life and burden of illness«, Expert reviews of pharmaoeconomics & outcomes research (April 2009), 9, 2, Seiten 157–170, https://pubmed.ncbi.nlm.nih.gov/19402804/ (abgerufen am 21.11.2025)
220 R.L. Robinson und R.W. Swindle: »Premenstrual symptom severity: impact on social functioning and treatment-seeking behaviors«, Journal of Women's Health & gender-based Medicine (September 2000), 9, 7, Seiten 757–768, https://pubmed.ncbi.nlm.nih.gov/11025868/ (abgerufen am 21.11.2025)
221 Lothar A.J. Heinemann u.a.: »Intercountry assessment of the impact of severe premenstrual disorders on work and daily activities«, Health Care for Women International (2012), 33, 2, Seiten 109–124, https://pubmed.ncbi.nlm.nih.gov/22242652/ (abgerufen am 21.11.2025)
222 Lothar A.J. Heinemann u.a.: »Explorative evaluation of the impact of severe premenstrual disorders on work absenteeism and productivity«, Women's Health Issues (Januar-Februar 2010), 20, 1, Seiten 58–65, https://pubmed.ncbi.nlm.nih.gov/20123176/ (abgerufen am 21.11.2025)
223 Jeff Borenstein u.a.: »Estimating direct and indirect costs of premenstrual syndrome«, Journal of occupational an environmental Medicine (Januar 2005), 41, 1, Seiten 26–33, https://pubmed.ncbi.nlm.nih.gov/15643156/ (abgerufen am 21.11.2025)
224 Jeff Borenstein u.a.: »Differences in symptom scores and health outcomes in premenstrual syndrome«, Journal of Women's Health (Oktober 2007), 16, 8, Seiten 1139–1144, https://pubmed.ncbi.nlm.nih.gov/17937566/ (abgerufen am 21.11.2025)
225 Min Yang u.a.: »Burden of premenstrual dysphoric disorder on health-related quality of life«, Journal of Women's Health (Janu-

ar-Februar 2008), 17, 1, Seiten 113–121, https://pubmed.ncbi.nlm.nih.gov/18240988/ (abgerufen am 21.11.2025)

226 Kira Marie Groneick: »Die PMS-Symptomatik im Menstruationszyklus: Zusammenhänge mit Partnerschaftszufriedenheit und Depressivität bei Paaren«, Bachelorarbeit (08.08.2023), MSH Medical School Hamburg, University of Applied Sciences and Medical University, Fakultät Humanwissenschaften, Bachelorstudiengang Psychologie, https://opus.bsz-bw.de/msh/frontdoor/deliver/index/docId/575/file/MSH_BA_Groneick_08082023.pdf (abgerufen am 21.11.2025)

227 Marie Kleinstäuber u. a.: »Cognitive-Behavioral and Pharmacological Interventions for Premenstrual Syndrome or Premenstrual Dysphoric Disorder: A Meta-Analysis«, Journal of clinical Psychology in medical Setting 18.03.2012), 19, Seiten 309–319, https://link.springer.com/article/10.1007/s10880-012-9299-y (abgerufen am 21.11.2025)

228 Saeedeh Askari u. a.: »The Effect of Mindfulness-Based Cognitive-Behavioral Therapy on Premenstrual Syndrome«, Iran Red Crescent Med (Februar 2018), 20, 2, Seiten 1–7, https://www.ircmj.com/article_194390_80ea9949d0c751e6f74815bd1891a631.pdf (abgerufen am 21.11.2025)

229 Cornelia Weise u. a.: »Internet-Based Cognitive-Behavioural Intervention for Women with Premenstrual Dysphoric Disorder: A Randomized Controlled Trial«, Psychotherapie and Psychosomatics (19. Februar 2019), 88, 1, Seiten 16–29, https://pubmed.ncbi.nlm.nih.gov/30783069/ (abgerufen am 21.11.2025)

230 Christine Kühner: »Schluss mit Fehlbehandlungen«, Hausärzt:in 1/2024, Seiten 9–10, https://e.issuu.com/embed.html?d=ha_2024_01&hideIssuuLogo=true&u=hausarzt (abgerufen am 21.11.2025)

231 Michael Ludwig: »PMS gezielt und evidenzbasiert therapieren«, FRAUENARZT (2012), 53, Seiten 44–50.

232 MT-Portal (31.10.2023): »Serotonin-Transport: Prämenstruelle Dysphorie gezielt therapieren«, https://mt-portal.de/aktuell/praemenstruelle-dysphorie-gezielt-therapieren/ (abgerufen am 21.11.2025)

233 Österreichische Gesellschaft für Neuropsychopharmakologie und Biologische Psychiatrie (ÖGPB, 27.05.2019): »Therapieresis-

tente Depression«, https://oegpb.at/2019/05/27/therapieresistente-depression-2/ (abgerufen am 21.11.2025)
234 PMDS Hilfe: »Leben mit PMDS/PMDD«, https://pmds-hilfe.de/ (abgerufen am 21.11.2025)
235 Torbjörn Bäckström u. a.: »A randomized, double-blind study on efficacy and safety of sepranolone in premenstrual dysphoric disorder«, Psychoneuroendocrinology (November 2021), 133, 105426, https://pubmed.ncbi.nlm.nih.gov/34597899/ (abgerufen am 21.11.2025)
236 Erika Comasco u. a.: »Ulipristal acetate for treatment of premenstrual dysphoric disorder: a proof-of-concept randomized controlled trial«, American Journal of Psychiatry (März 2021), 178, 3, Seiten 256–265, https://pubmed.ncbi.nlm.nih.gov/33297719/ (abgerufen am 21.11.2025)
237 European Commission (17.09.2025): »Commission authorises medicine to treat postpartum depression«, https://ec.europa.eu/commission/presscorner/detail/en/mex_25_2118 (abgerufen am 21.11.2025)
238 Deutsches Ärzteblatt (17.09.2025): »EU-Kommission lässt erstes Medikament gegen Wochenbettdepressionen zu«,https://www.aerzteblatt.de/news/eu-kommission-lasst-erstes-medikament-gegen-wochenbettdepressionen-zu-6d5ff021-8baf-4228-bba5-4b8ba17f4fad (abgerufen am 21.11.2025)
239 Greg Irvin u. a.: »International variations in primary care physician consultation time: a systematic review of 67 countries«, BMJ Open (August 2017), https://bmjopen.bmj.com/content/7/10/e017902 (abgerufen am 21.11.2025)
240 Universitätsklinikum Leipzig: »PMS-ADHS Studie – Infoseite«, https://www.uniklinikum-leipzig.de/einrichtungen/psychiatrie-psychotherapie/Seiten/PMS-ADHS-Studie-Infoseite.aspx (abgerufen am 21.11.2025)
241 K. Schmidt: »PMS-Symptome – Warum auch ADHS dahinter stecken könnte«, PMDS Hilfe (05.10.2021), https://pmds-hilfe.de/2021/10/05/adhs-als-pms-ursache/ (abgerufen am 21.11.2025)
242 Landeszentrale für Gesundheitsförderung (LZG) in Rheinland-Pfalz e. V. (01.06.2016): »Nebenwirkungen von Medikamenten auf die Sexualität«, https://www.lzg-rlp.de/de/event/nebenwirkun

gen-von-medikamenten-auf-die-sexualitaet.html (abgerufen am 21.11.2025)
243 Bettina Kapfer: »Keine Lust auf Sex? Wie Stress die Libido beeinträchtigt«, Zurecht Psychologie (23.03.2023), https://zurechtpsychologie.at/stress-keine-lust-auf-sex (abgerufen am 21.11.2025)
244 Christoph Keck u.a.: »Kontrazeption im Langzyklus«, Die Gynäkologie (Oktober 2018), 52, 2, https://www.researchgate.net/publication/328436866_Kontrazeption_im_Langzyklus (abgerufen am 21.11.2025)
245 Norman D. Goldstuck: »Modern menstruation: Is it abnormal and unhealthy?«, Medical Hypotheses (November 2020), 144, https://www.sciencedirect.com/science/article/abs/pii/S0306987720312445 (abgerufen am 21.11.2025)
246 Paula Adams Hillard: »Menstrual suppression: current perspectives«, International Journal of Women's Health (23.06.2014), 6, Seiten 631–637, https://pmc.ncbi.nlm.nih.gov/articles/PMC4075955/ (abgerufen am 21.11.2025)
247 Sandra Büchi: »Das Ende der Tage? – Langzeitzyklus: Das sollte Frau beim Pille Durchnehmen beachten«, SRF (02.01.2024), https://www.srf.ch/wissen/gesundheit/das-ende-der-tage-langzeitzyklus-das-sollte-frau-beim-pille-durchnehmen-beachten (abgerufen am 21.11.2025)
248 Lisa Lamm: »Wie alt wurden Menschen früher wirklich?«, National Geographic (02.01.2025), https://nationalgeographic.de/geschichte-und-kultur/2025/01/wie-alt-wurden-menschen-frueher-wirklich/ (abgerufen am 21.9.2025)
249 Österreichische Akademie der Wissenschaften (07.11.2017): »Mutterschaft in der Urgeschichte«, https://www.oeaw.ac.at/detail/news/mutterschaft-in-der-urgeschichte (abgerufen am 21.11.2025)
250 Bernd Eggen und Marina Rupp: »Kinderreichtum – Eine Ausnahme in der neueren Geschichte?«, Statistisches Monatsheft Baden-Württemberg (3/2007), Seiten 6–14, https://www.statistik-bw.de/fileadmin/user_upload/Service/Veroeff/Statistisches_Monatsheft/PDF/Beitrag07_03_02.pdf (abgerufen am 21.11.2025)
251 Statista: »Europäische Union: Fertilitätsraten in den Mitglied-

staaten im Jahr 2023«, https://de.statista.com/statistik/daten/studie/200065/umfrage/geburtenziffern-in-ausgewaehlten-laendern-europas/ (abgerufen am 21.11.2025)

252 Maureen Minchin: »14 Kurzer Abriss der Geschichte der Säuglingsernährung«, The Global Health Network (01.07.2018), https://tghncollections.pubpub.org/pub/14-kurzer-abriss-der-geschichte-der-sauglingsernahrung/release/1 (abgerufen am 21.11.2025)

253 The Lancet (September 2015): »Endometrial cancer and oral contraceptives: an individual participant meta-analysis of 27 276 women with endometrial cancer from 36 epidemiological studies«, 16, 9, Seiten 1061–1070, https://www.thelancet.com/journals/lanonc/article/PIIS1470-2045(15)00212-0/fulltext (abgerufen am 21.11.2025)

254 Yihui Yang u. a.: »Premenstrual disorders and risk of cardiovascular diseases«, Nature Cardiovascular Research (11.07.2025), 4, Seiten 1001–1010, https://www.nature.com/articles/s44161-025-00684-4#ref-CR9 (abgerufen am 21.11.2025)

255 Birgit Vogel u. a.: »The *Lancet* women and cardiovascular disease Commission: reducing the global burden by 2030«, The Lancet (19.06.2021), 397, 10292, Seiten 2385–2438, https://www.thelancet.com/journals/lancet/article/PIIS0140-6736(21)00684-X/abstract (abgerufen am 21.11.2025)

256 Julia Theresa Grenz: »Das Neurosteroid Allopregnanolone hemmt die Aktivität spinaler Neurone durch eine Steigerung der tonischen GABAA-Rezeptor vermittelten Inhibition«, Inaugural-Dissertation, Tübingen 2022, https://publikationen.uni-tuebingen.de/xmlui/bitstream/handle/10900/127741/Diss_Grenz_Julia.pdf (abgerufen am 21.11.2025)

Schlagwortverzeichnis

R

S

T

U

V

W

Z

JUDITH BILDAU

Body in Balance

Hormone verstehen und unerklärliche Beschwerden loswerden

Unbedingt lesen, wenn …
… du vor deiner Menstruation schlecht schläfst.
… du plötzlich zunimmst und nicht weißt, weshalb.
… du plötzlich Allergien und Intoleranzen hast.
… du unter Tinnitus leidest und dir niemand helfen kann.
… es wie verrückt unter deiner Haut kribbelt.
… dein Mund wie Feuer brennt.
… du dich fragst, ob du deine Eizellen einfrieren sollst.
… die Hitzewallungen dich fertigmachen.
… du unter Brain Fog leidest und nur noch erschöpft bist.
… du wissen willst, ob eine Hormonersatztherapie Sinn ergibt.

Viele Frauen wissen nicht, dass scheinbar unerklärliche Symptome des Körpers in Wirklichkeit auf einer Veränderung ihrer Hormone beruhen. Gynäkologin und Hormonexpertin Dr. med. Judith Bildau hilft Frauen dabei, diese Zusammenhänge endlich herzustellen. Sie erklärt zudem, worauf wir bei Verhütung, Kinderwunsch, in der Prämenopause, den Wechseljahren bzw. der Perimenopause und der Postmenopause achten müssen. Sie zeigt eindrucksvoll, wie wir unsere Hormone als Superkraft verstehen und nutzen können.

KNAUR
MENSSANA

DR. MED. CARSTEN LEKUTAT

müde?

Warum wir so erschöpft sind und was wirklich dagegen hilft

Ständig müde trotz viel Schlaf?

Fühlen Sie sich ständig müde und ausgelaugt, ganz egal, wie lange Sie schlafen oder wie oft Sie versuchen, sich zu erholen? Diese chronische Müdigkeit ist mehr als nur eine Phase oder eine Folge von zu wenig Schlaf. Sie ist ein Zeichen des Körpers, dass etwas nicht im Gleichgewicht ist. Oft steckt hinter der Müdigkeit eine tiefergehende Ursache: ein Ungleichgewicht im Hormonhaushalt, zu viel Stress, stille Entzündungen, psychische Belastungen, ein Nährstoffmangel oder Stoffwechselproblem. Auf Basis neuester wissenschaftlicher Studien entschlüsselt Dr. med. Carsten Lekutat die eigentlichen Ursachen und deren Zusammenwirken und zeigt, wie unsere ganz persönliche Energiewende im Alltag gelingen kann.

Dieser Gesundheitsratgeber bietet darüber hinaus:

- *individualisierte Selbsttests,* um die persönlichen Ursachen der Müdigkeit zu erkennen,
- *ein Anti-Müdigkeits-Programm,* das individuell anwendbar ist,
- *Codes für Bonusmaterial* auf www.muede-trotz-schlaf.de.

Wer die wahren Ursachen kennt, findet dauerhaft zurück in ein Leben voller Lebenskraft und Energie.

KNAUR
MENSSANA

ANNA CAVELIUS

Gesund und schön mit Ölen

Den Körper entgiften, reinigen und pflegen – mit Ölziehkur

Mit Naturölen schön von außen und innen

Pflanzenöle können so viel! Du schätzt natürliche Pflegeprodukte und genießt gerne gesund? Dann lass natürliche Öle deine neuen Alltagsbegleiter sein.

- Auch für Beauty-Anwendungen sind natürliche Pflanzenöle ideal. Du lernst, welche Öle sich für deinen Hauttyp eignen und wie die perfekte Skin-Care-Routine mit Öl für dich aussehen kann.
- Auch für die Haarpflege sind Öle gut geeignet – von der Kopfhaut bis in die Spitzen helfen sie bei den verschiedensten Problemen und schützen vor Haarschäden.
- Als aromatische Geschmacks- und einzigartige Nährstofflieferanten sind Pflanzenöle in der gesunden Küche unverzichtbar: Sie versorgen uns mit gesunden Fetten und einer ausgewogenen Omega-3- und Omega-6-Balance. Neben Rezepten erklärt Anna Cavelius, worauf du beim Kauf achten solltest und wie Öle richtig dosiert und gelagert werden.

Der Gesundheitsratgeber zur ganzheitlichen Körperpflege mit Naturölen – mit originellen Illustrationen.

KNAUR.LEBEN